백 세까지 건강한 뇌, 백 문제로 치매 예방

100세 100문
인지 강화 두뇌 활동북

백 세까지 건강한 뇌, 백 문제로 치매 예방

100세 100문
인지 강화 두뇌활동북

WG Contents Group 지음

북핀

추천사

뇌 건강의 중요성은 나이나 시기의 문제가 아닙니다. 한창 왕성한 사회 활동을 하는 50대, 60대부터 혹시나 하며 치매를 걱정하는 나이의 어르신까지, 그리고 그분들을 챙기는 가족분들과 지역사회의 관련 종사자분들까지 우리 모두가 관심을 가져야 할 문제입니다.

100세 시대를 넘어 120세 시대까지 준비해야 한다는 말이 나오는 요즘에 가장 중요하게 떠오른 것 또한 뇌 건강입니다. 단순히 오래 사는 것이 아니라 건강하게 살기 위해서는 두뇌 운동을 게을리해서는 안 됩니다. 몸 건강을 위해 여러 가지 영양제를 챙겨 먹고 운동도 하는 것처럼 두뇌를 건강하게 만들기 위한 두뇌 운동을 꼭 해야 하고, 그중에서 가장 좋은 두뇌 운동은 매일 짧은 시간이라도 꾸준하게 뇌를 활성화시키는 것입니다.

<100세 100문 인지강화 두뇌 활동북>은 매일 한 쪽씩 문제를 풀면서 뇌를 활성화하는 생활 습관을 잡는 데 도움이 되는 책입니다. 경도인지장애 또는 치매를 예방하는 차원에서, 가정의 어르신뿐만 아니라 지역사회의 여러 돌봄 기관의 학습지로서도 큰 도움이 될 책입니다.

이 책을 통해 우리 사회 모두가 뇌 건강의 중요성을 인식하고 서로서로 챙기고 살피는 계기가 되면 좋겠습니다.

사회복지사 정남희

인지 강화에 도움이 되는 10가지 유형의 활동 100문제

문제 유형				문제 번호						
점선 따라 선 긋기	1	11	21	31	41	51	61	71	81	91
조건에 맞는 도형 색칠하기	2	12	22	32	42	52	62	72	82	92
3개 연속 같은 그림 묶기	3	13	23	33	43	53	63	73	83	93
국기 칠하고 나라 이름 쓰기	4	14	24	34	44	54	64	74	84	94
그림 개수 세기	5	15	25	35	45	55	65	75	85	95
점선 따라 그리고 색칠하기	6	16	26	36	46	56	66	76	86	96
관계 있는 것끼리 연결하기	7	17	27	37	47	57	67	77	87	97
미로 찾기	8	18	28	38	48	58	68	78	88	98
대칭 그림 완성하기	9	19	29	39	49	59	69	79	89	99
다른 그림 5개 찾기	10	20	30	40	50	60	70	80	90	100

1
점선 따라 선 긋기

날짜:　　　년　월　일　요일　　　이름:

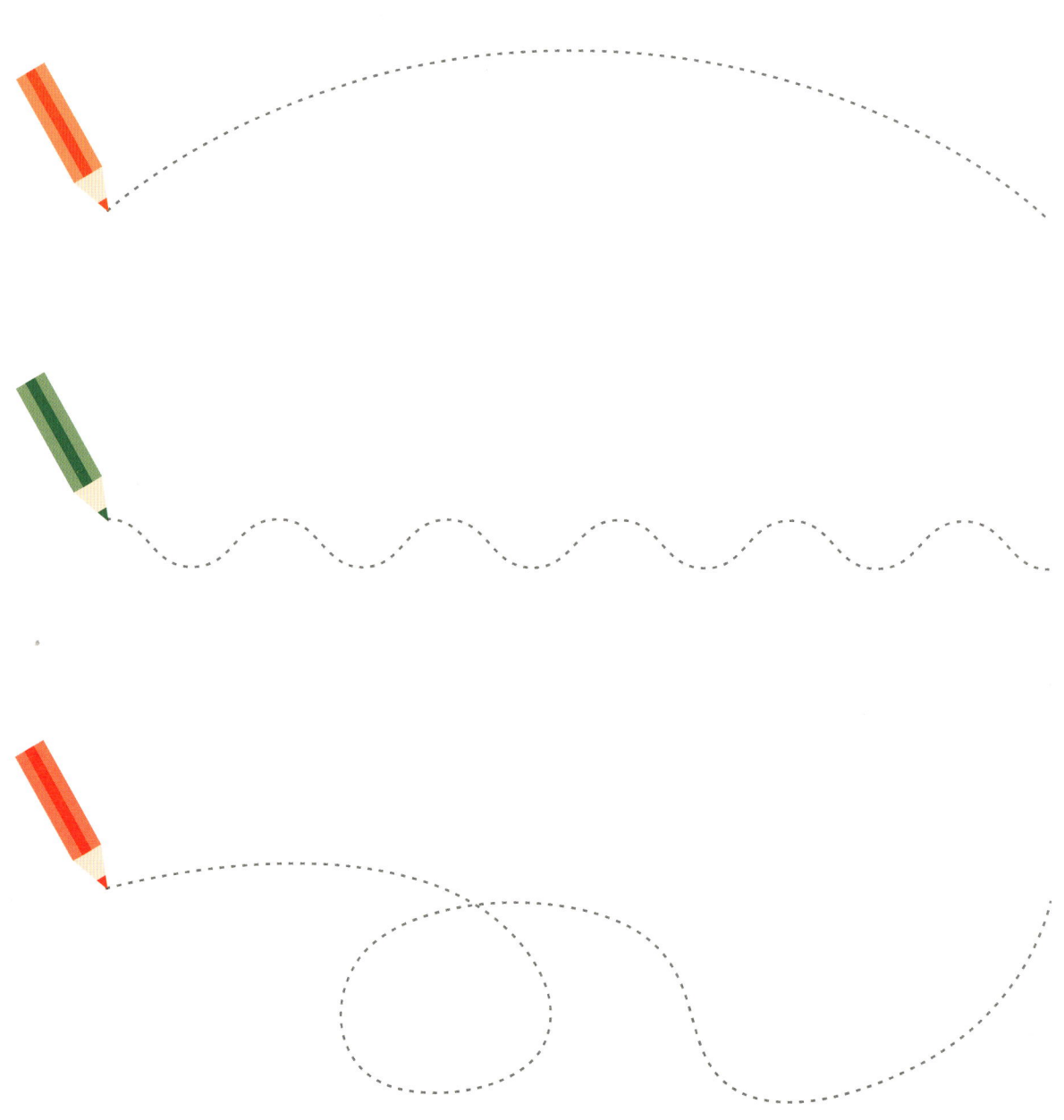

2
조건에 맞는 도형 색칠하기

날짜: 년 월 일 요일   이름:

보기
삼각형 | 빨간색

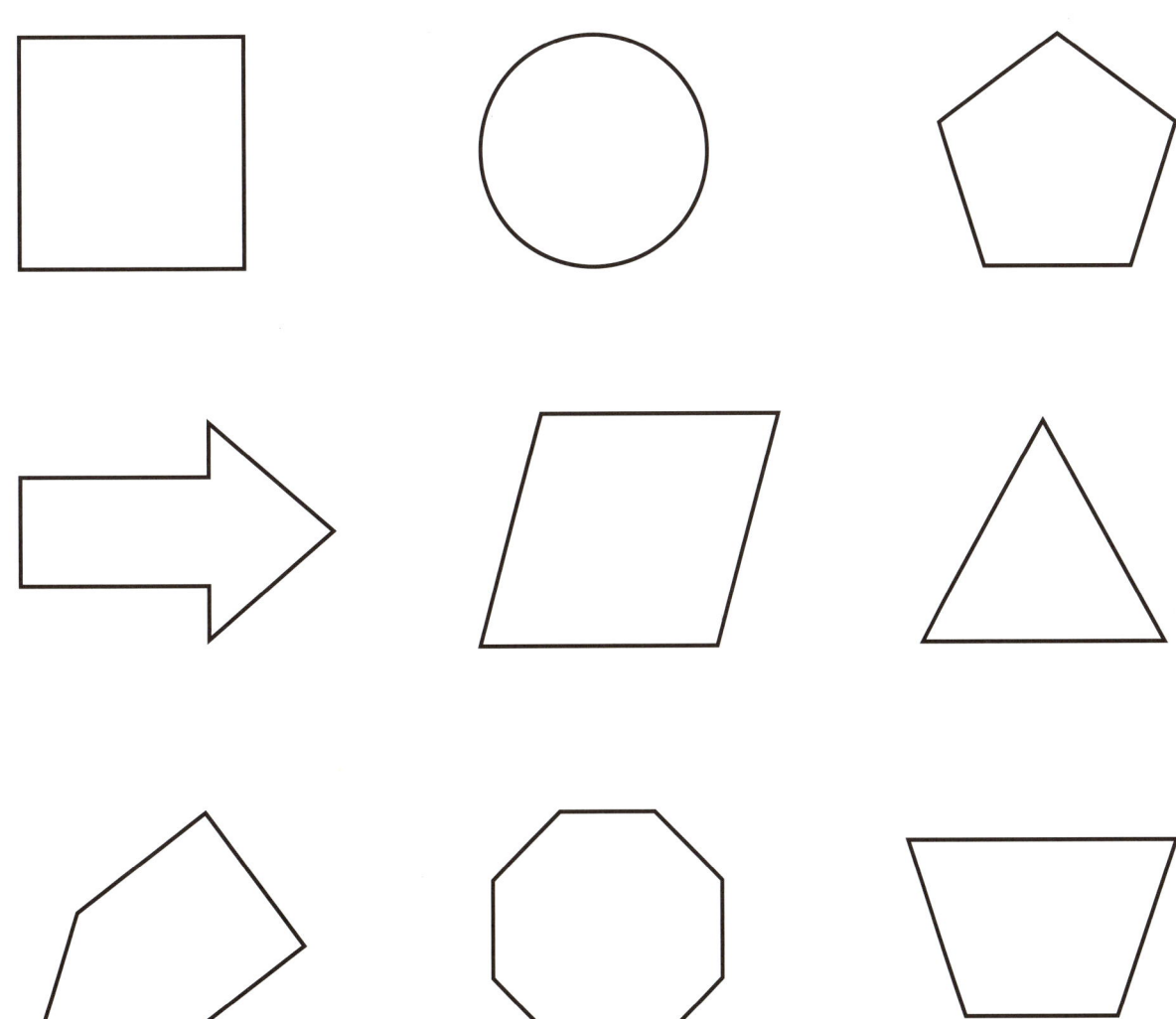

3

3개 연속 같은 그림 묶기

날짜:　　년　월　일　요일　　이름:

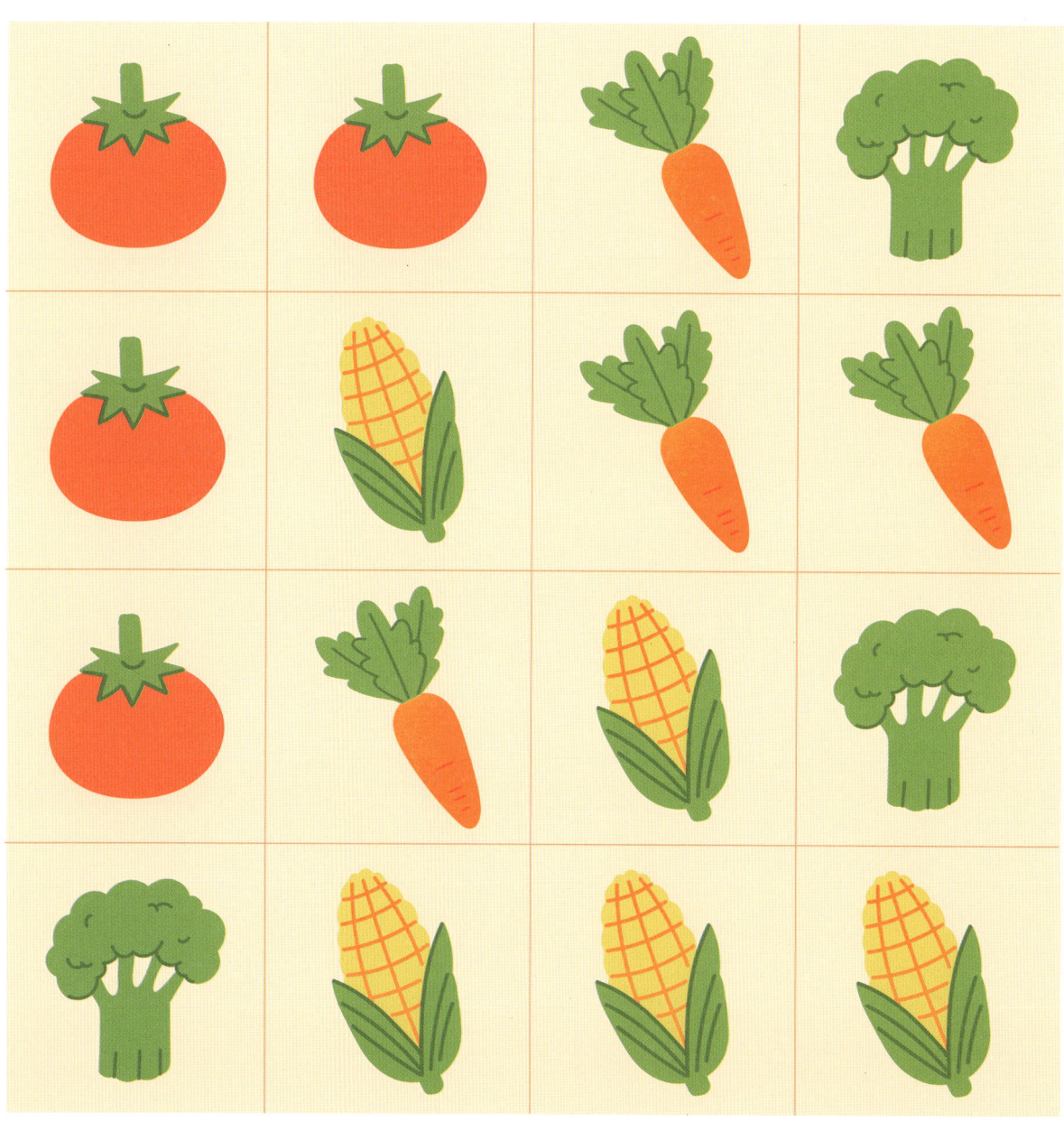

국기 칠하고 나라 이름 쓰기

날짜: 년 월 일 요일　**이름:**

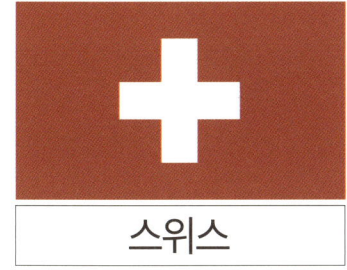

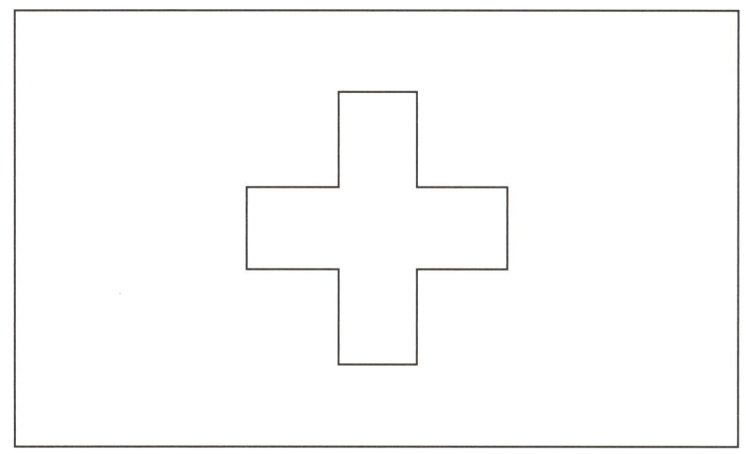

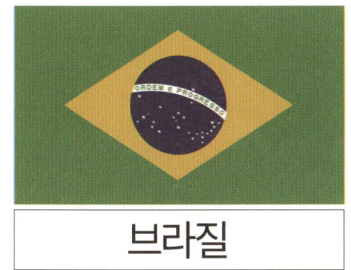

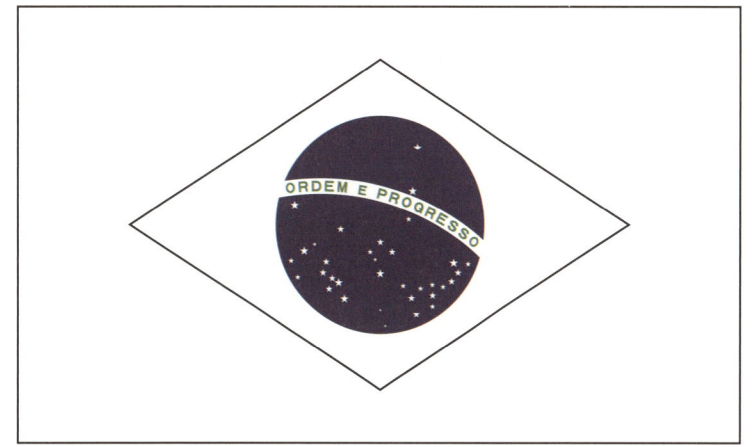

5
그림 개수 세기

날짜: 년   월   일   요일   이름:

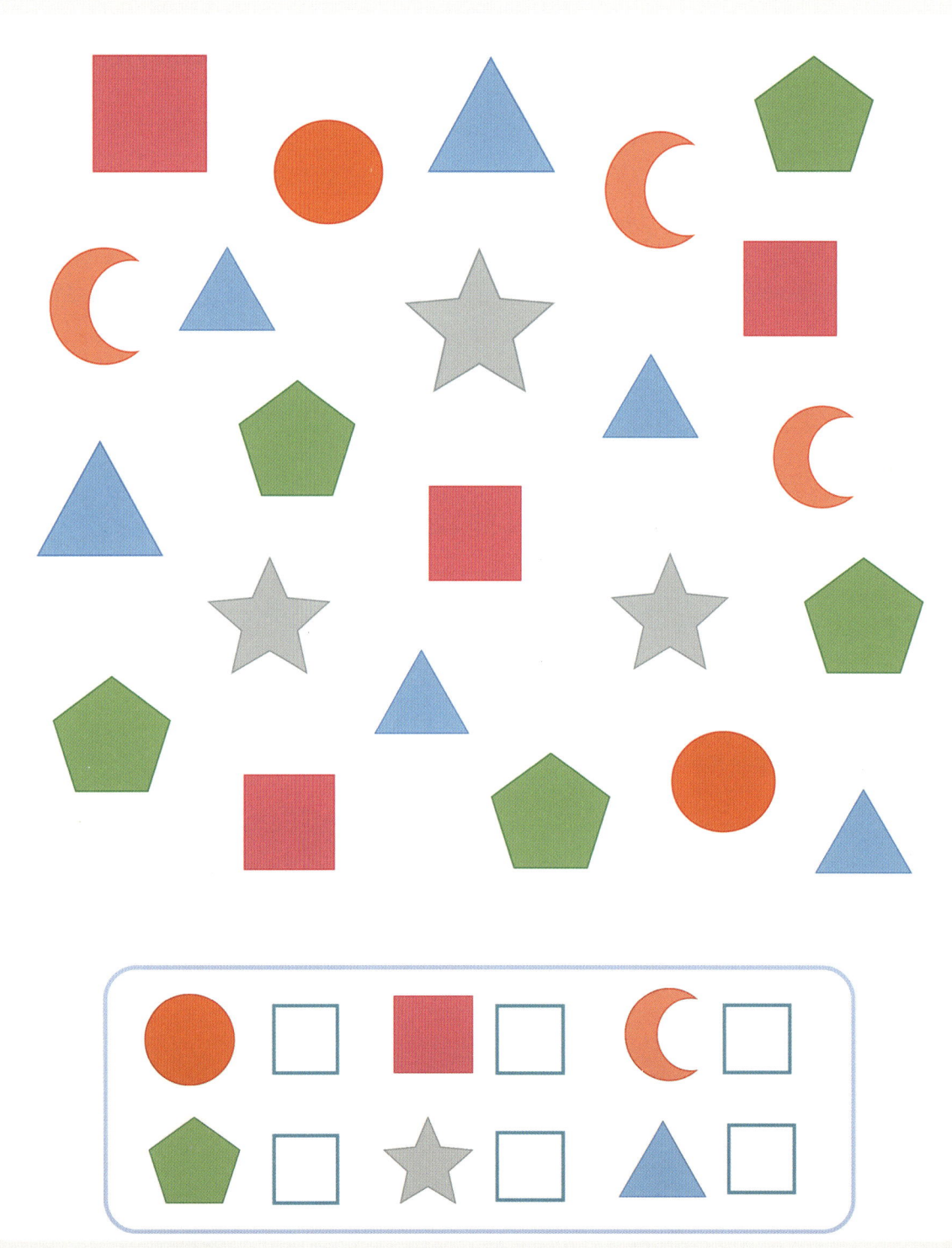

6

점선 따라 그리고 색칠하기

날짜: 년 월 일 요일 이름:

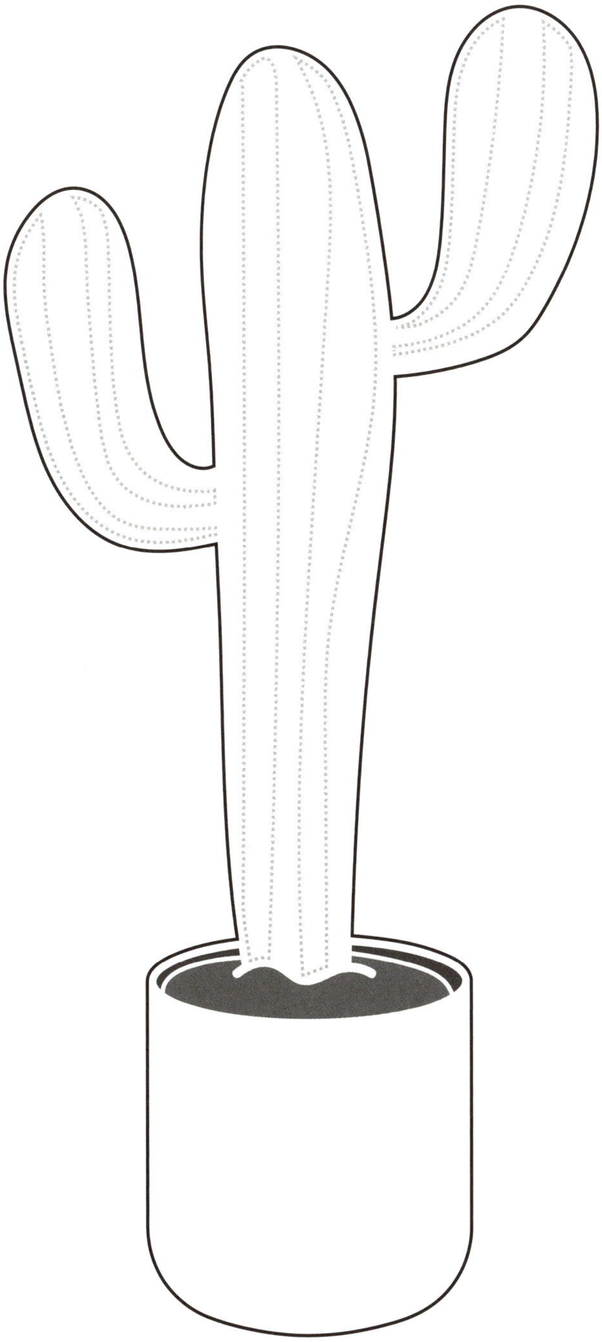

7
관계 있는 것끼리 연결하기

날짜:　　　년　월　일　요일　　이름:

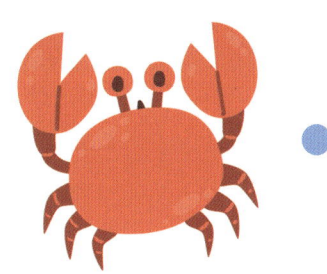 • •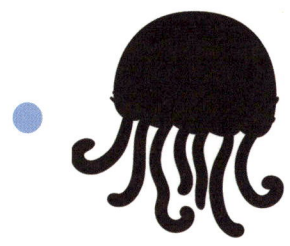

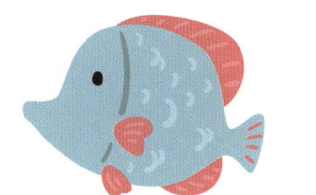 • •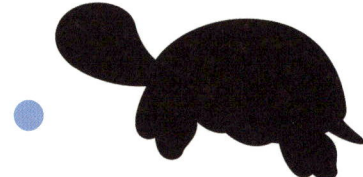

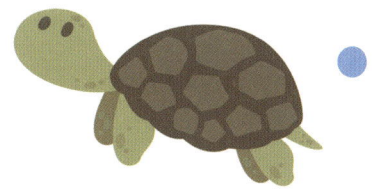 • •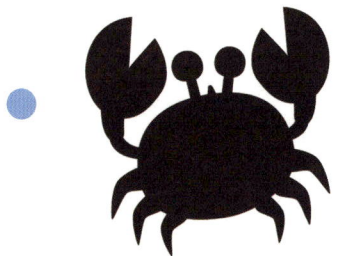

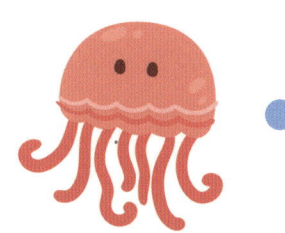 • •

8
미로 찾기

날짜: 년   월   일   요일   이름:

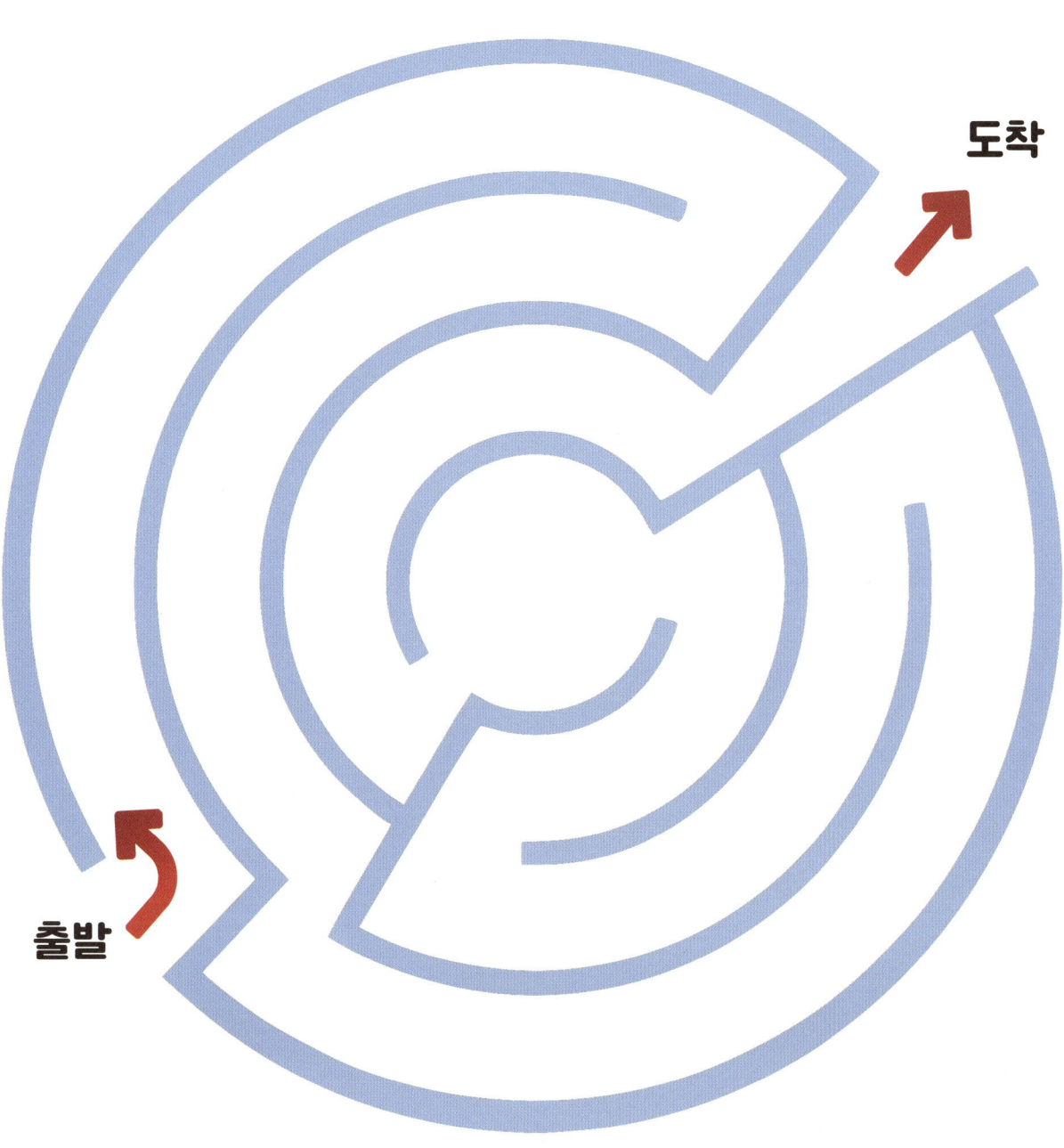

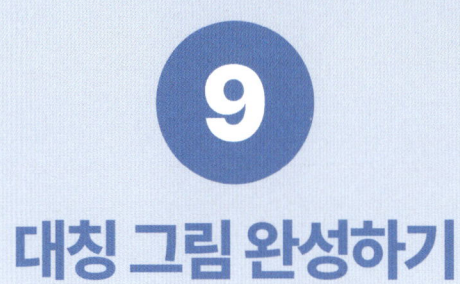

날짜: 년 월 일 요일 **이름:**

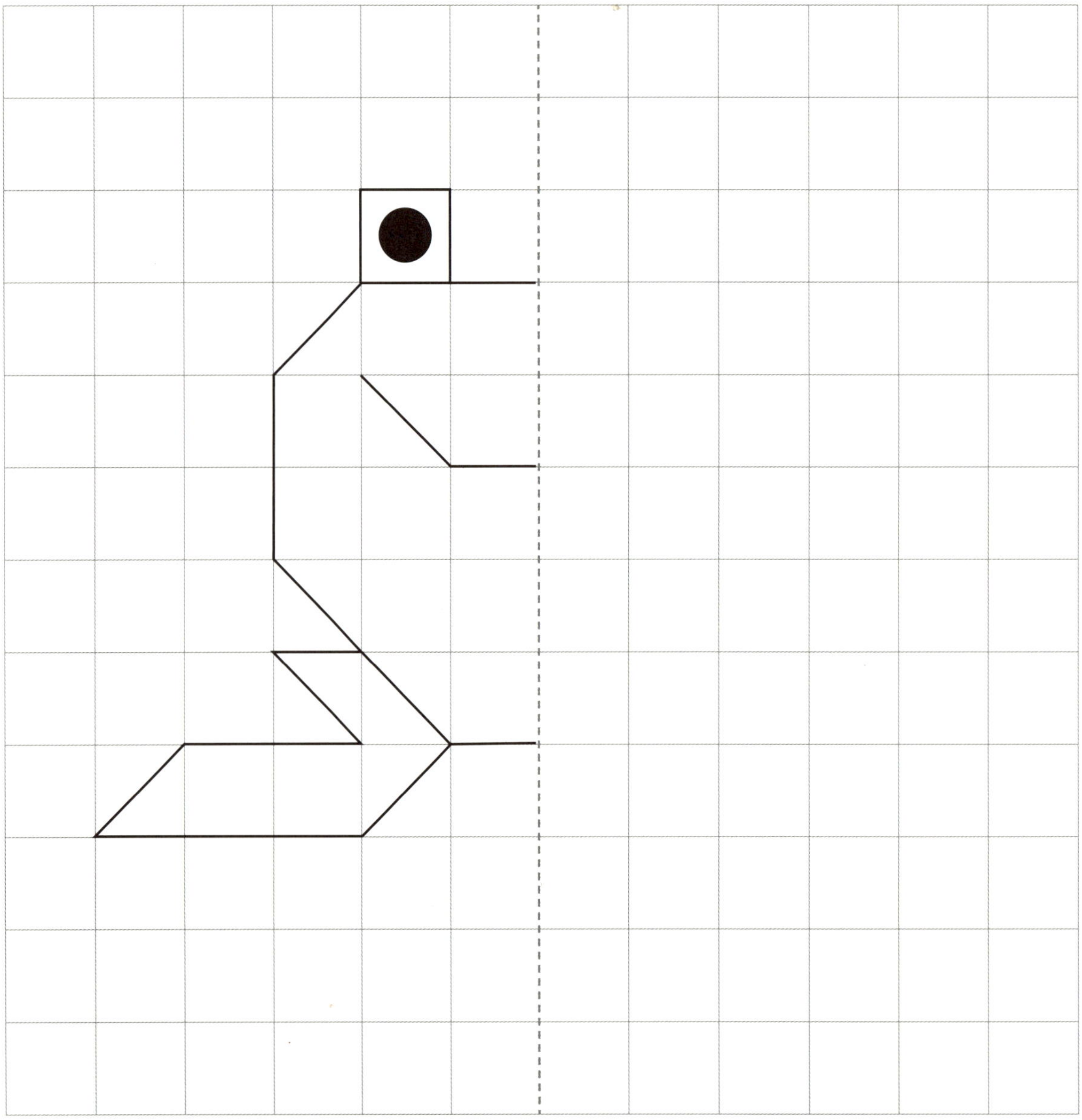

10
다른 그림 5개 찾기

날짜:　　　년　월　일　요일　　　이름:

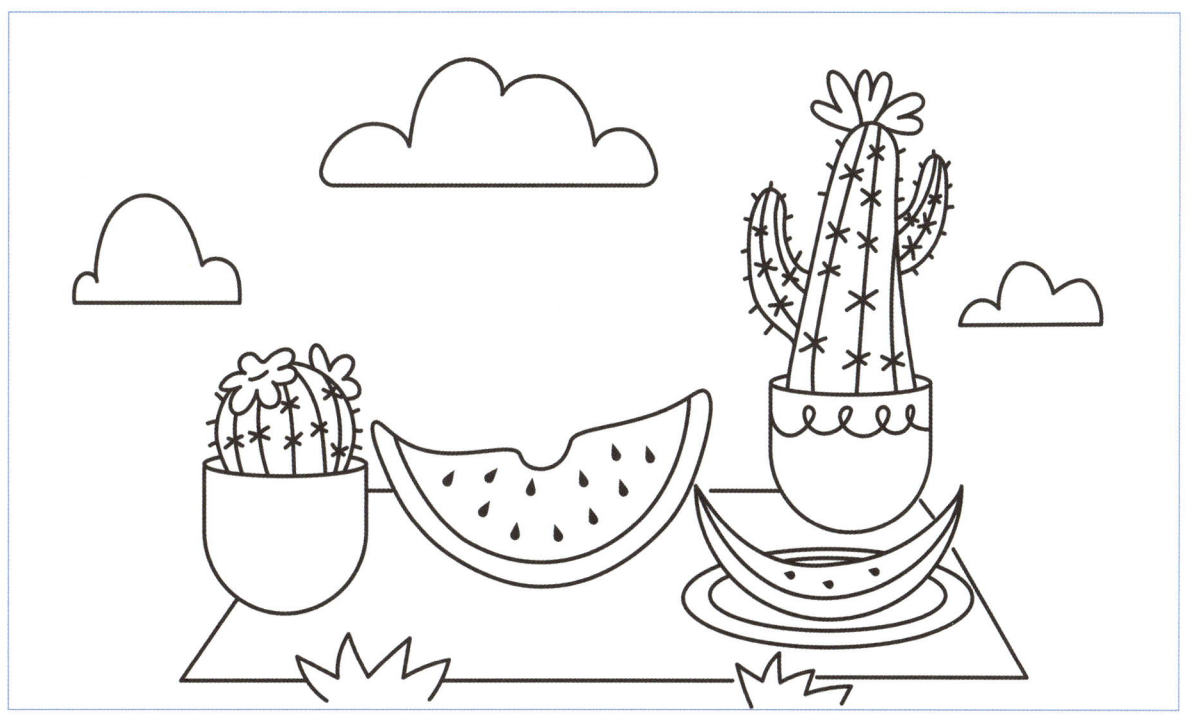

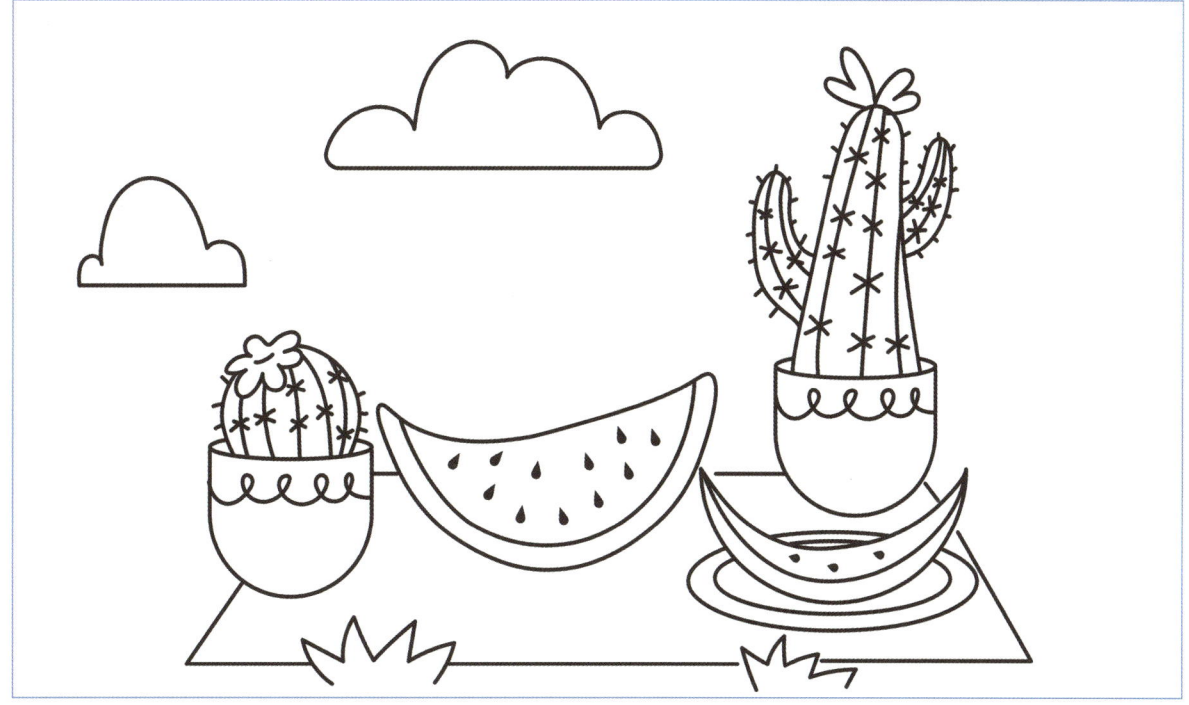

11
점선 따라 선 긋기

날짜:　　년　월　일　요일　　이름:

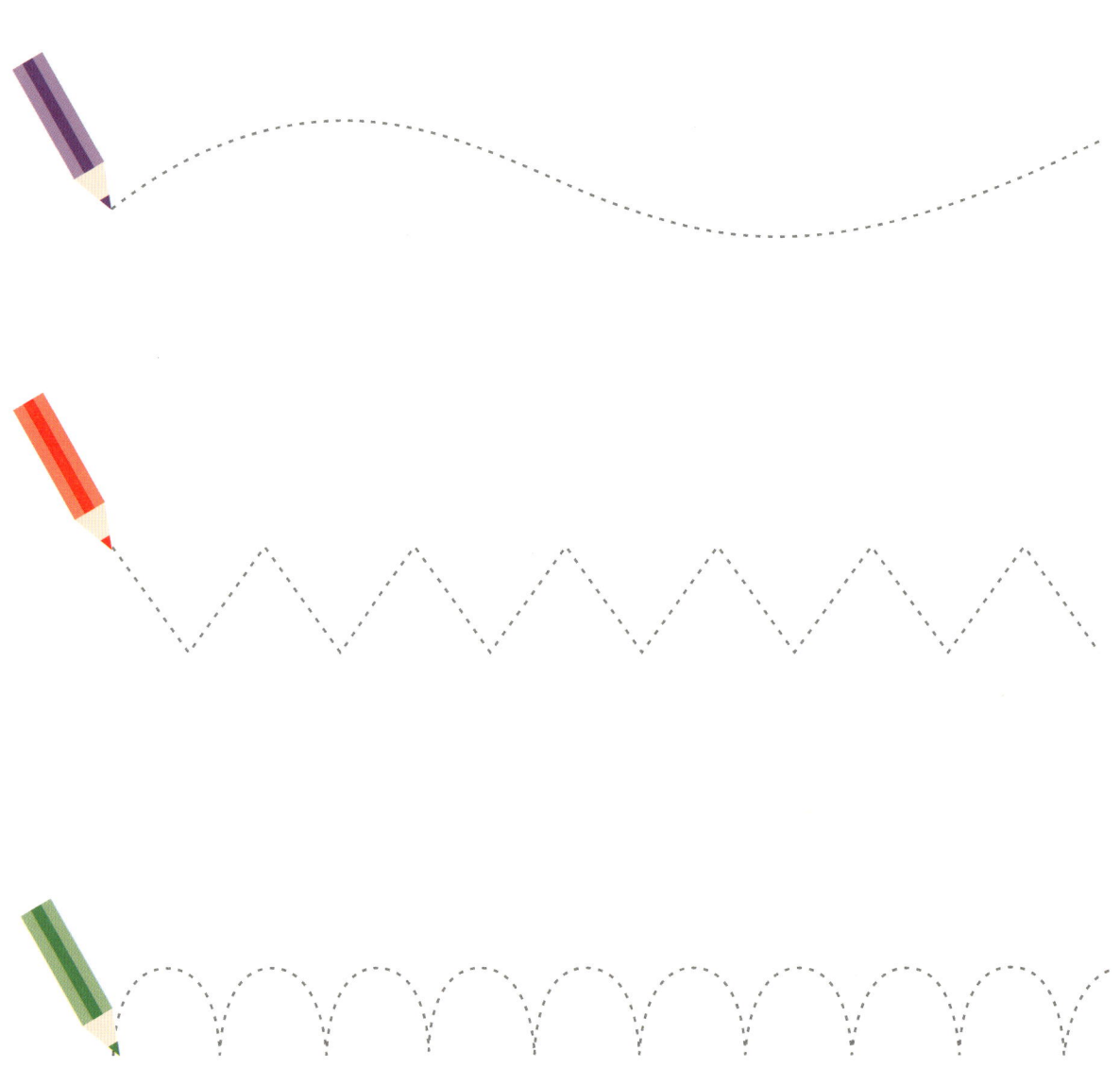

12
조건에 맞는 도형 색칠하기

날짜: 년   월   일   요일   이름:

보기
오각형 | 파란색

 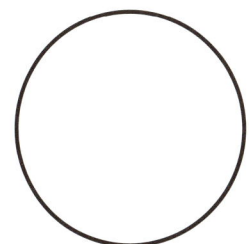 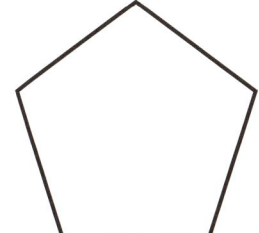

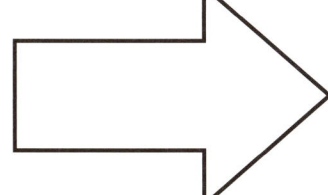 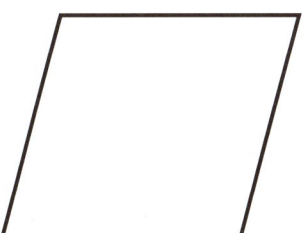 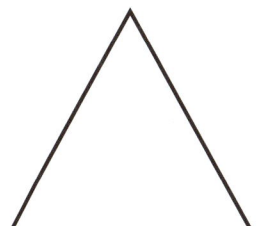

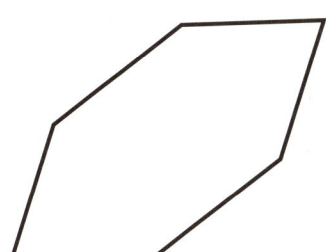 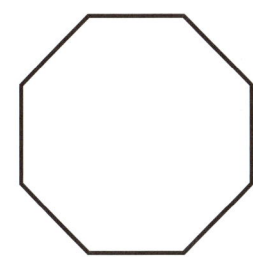 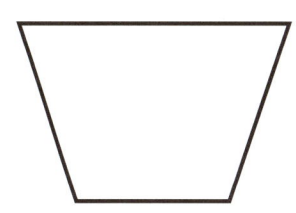

13

3개 연속 같은 그림 묶기

날짜: 년 월 일 요일   **이름:**

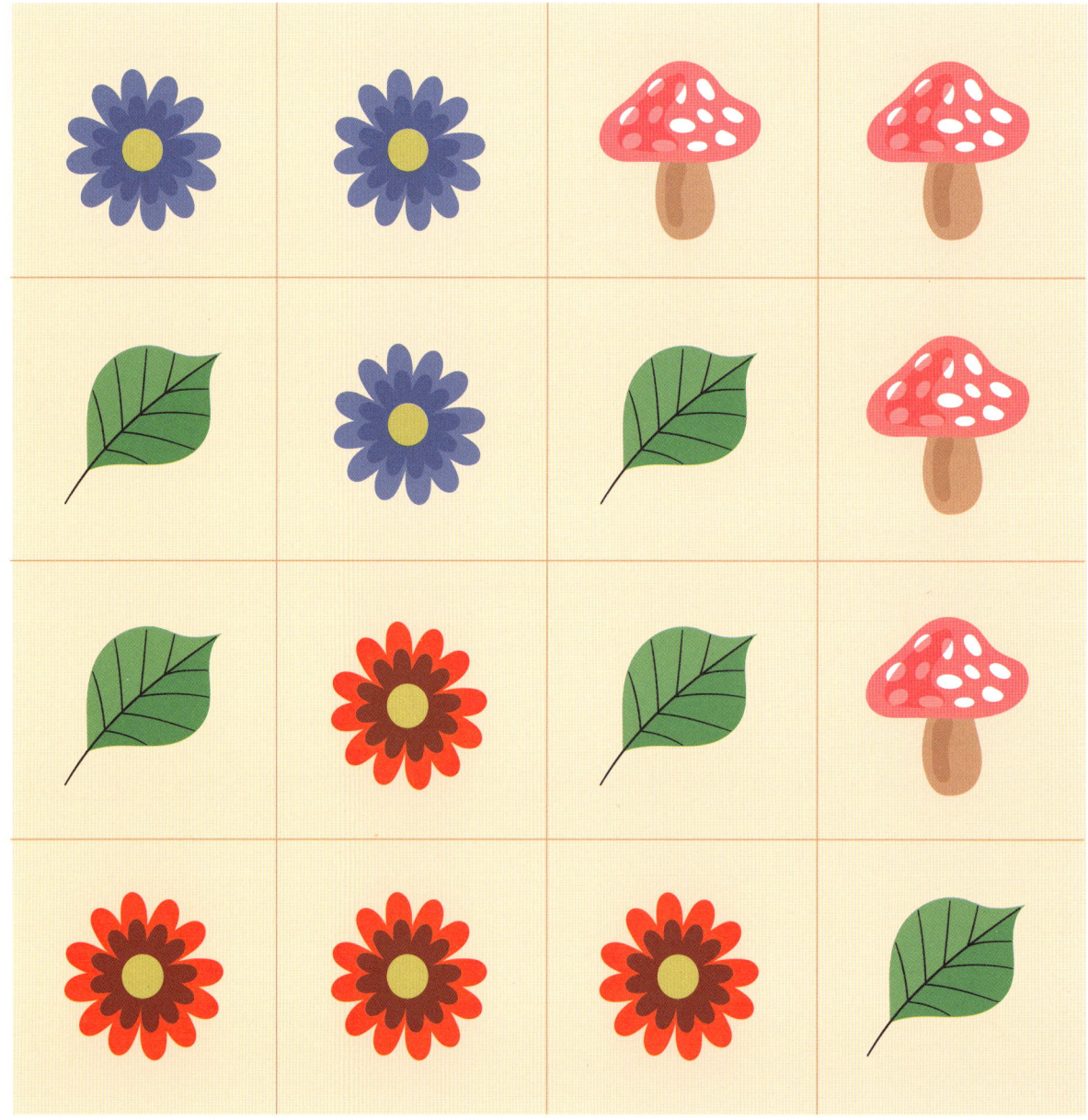

14
국기 칠하고 나라 이름 쓰기

날짜: 년 월 일 요일   이름:

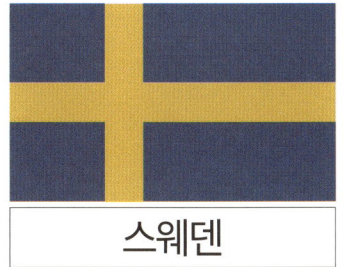
스웨덴

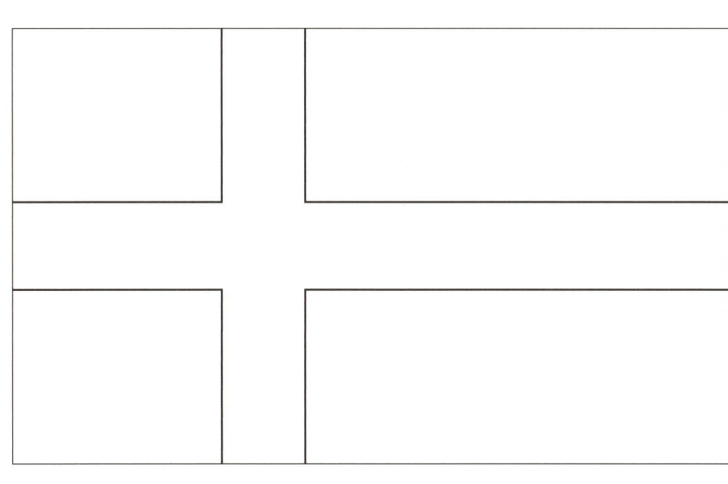
스웨덴

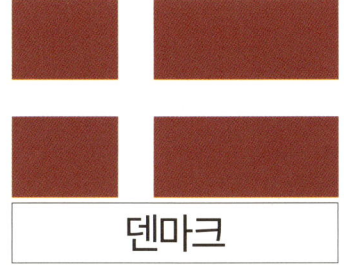
덴마크

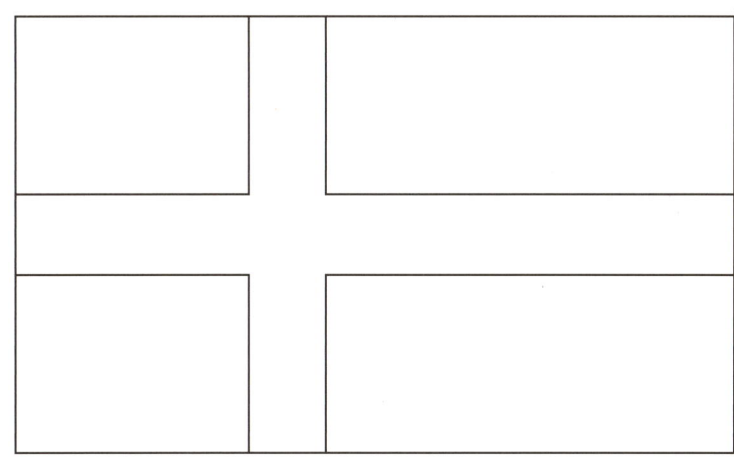
덴마크

15
그림 개수 세기

날짜: 년 월 일 요일   이름:

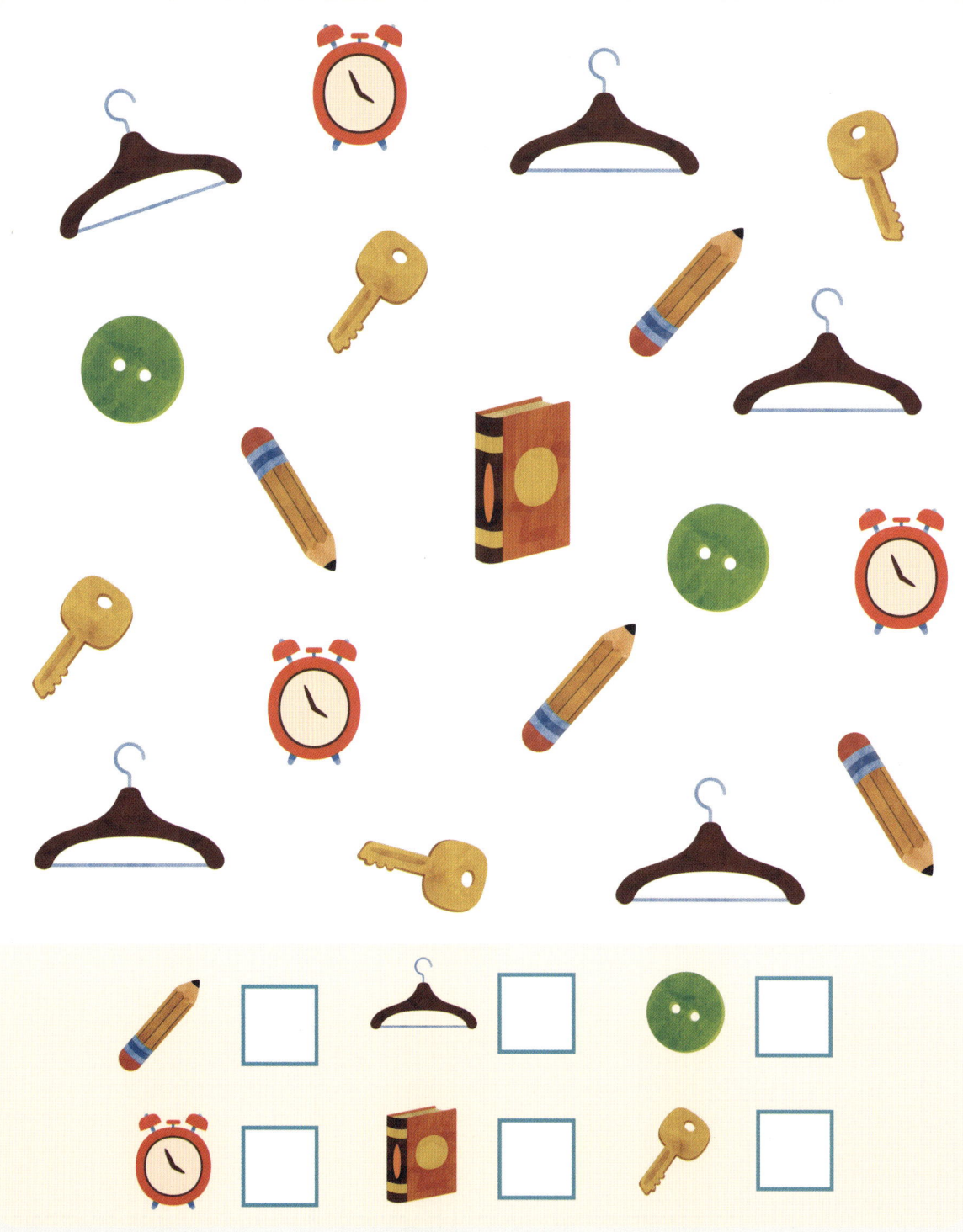

16
점선 따라 그리고 색칠하기

날짜: 　　년　　월　　일　　요일　　　　이름:

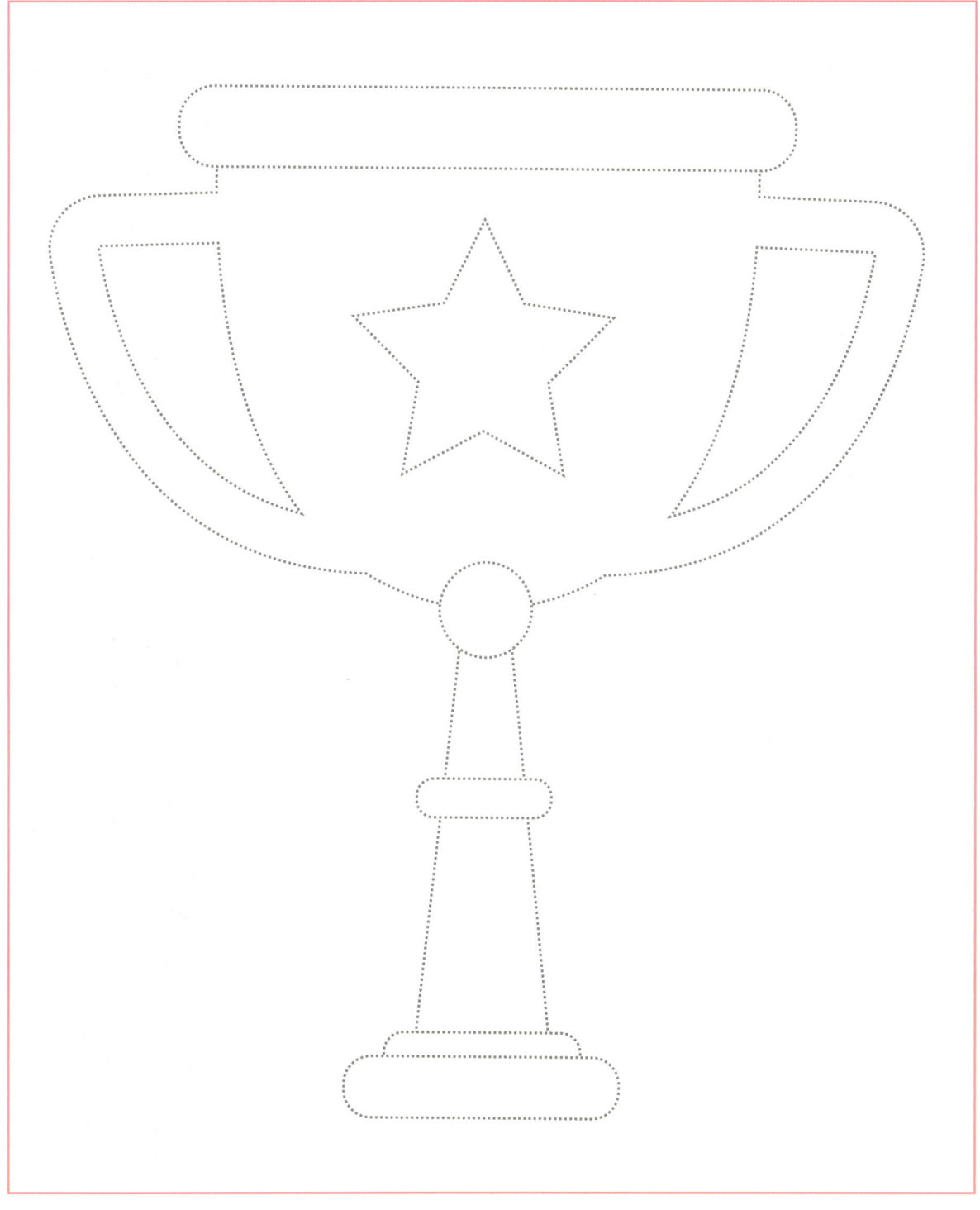

17
관계 있는 것끼리 연결하기

날짜: 　　년　월　일　요일　　이름:

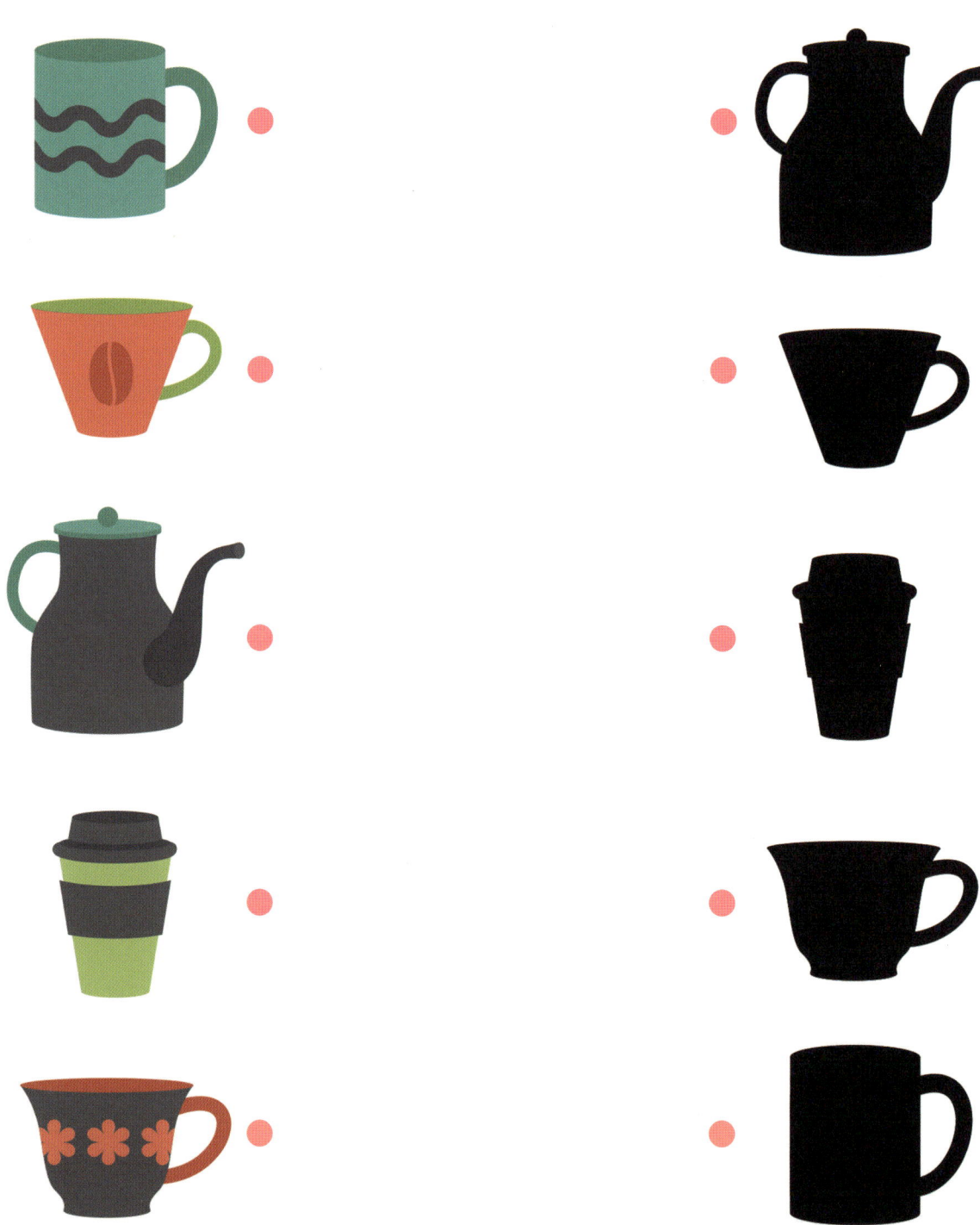

18
미로 찾기

날짜: 　　년　월　일　요일　　이름:

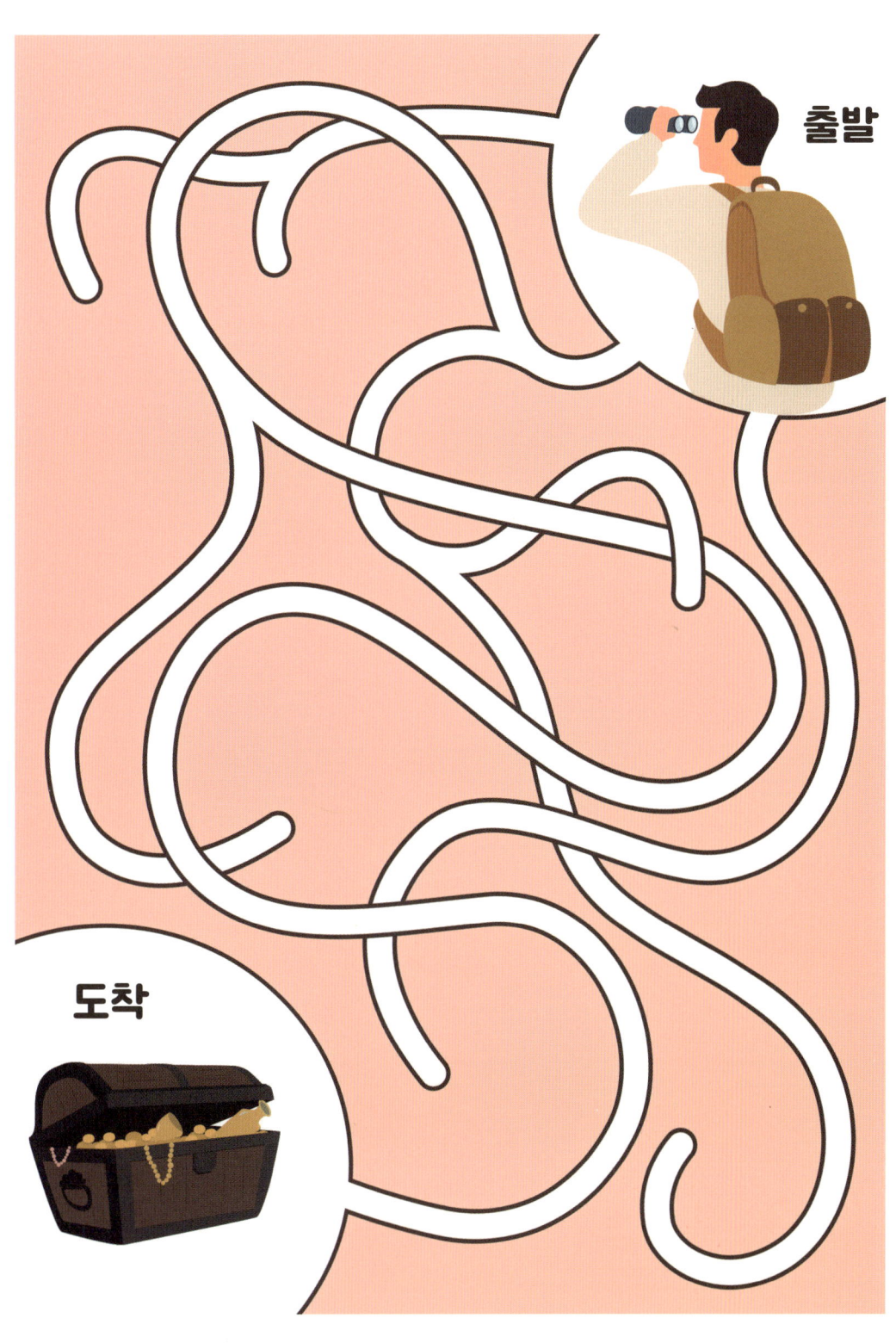

19 대칭 그림 완성하기

날짜: 　　년　월　일　요일　　이름:

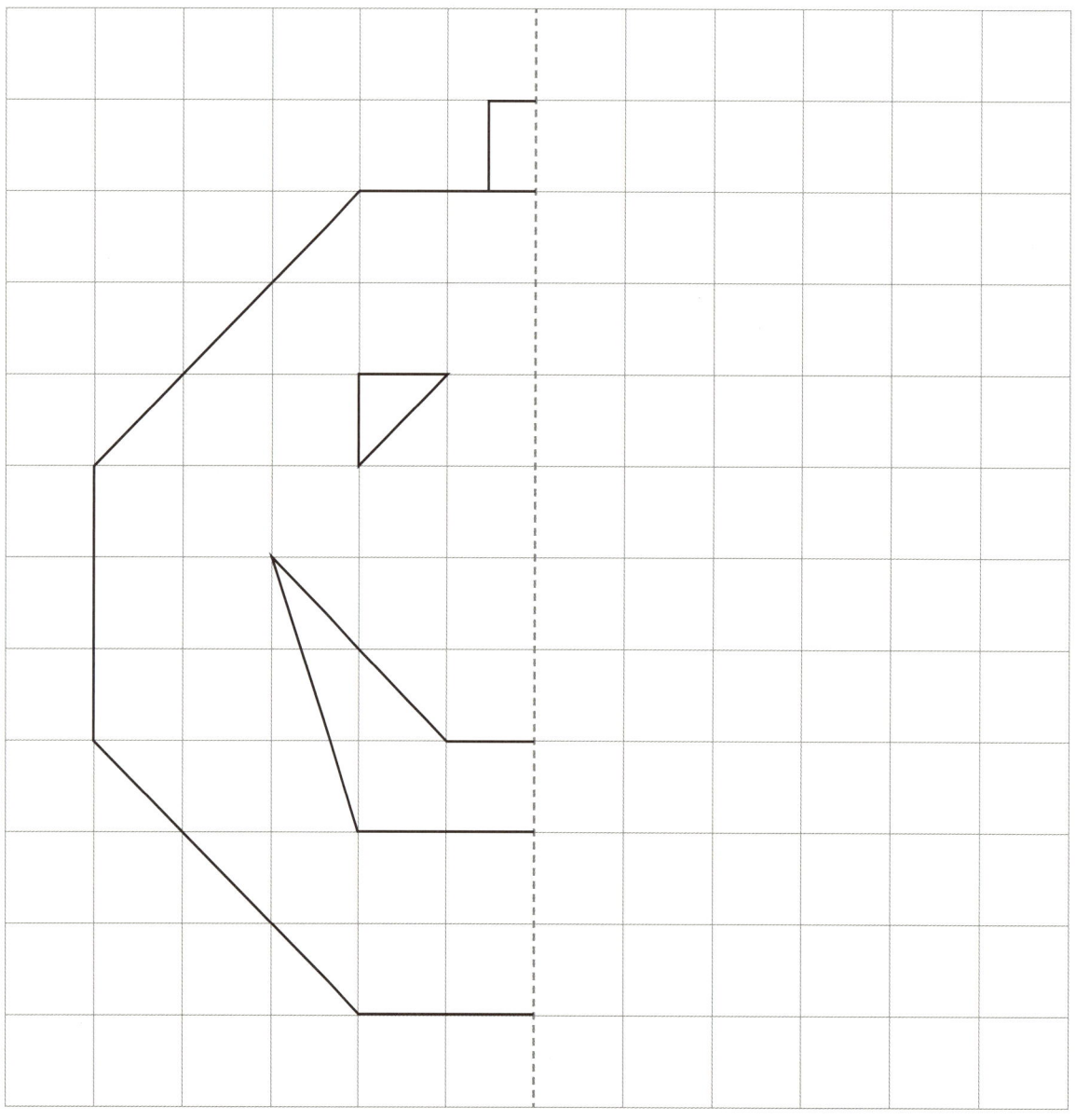

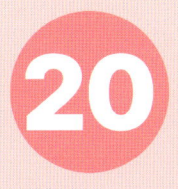

다른 그림 5개 찾기

날짜: 년 월 일 요일   **이름:**

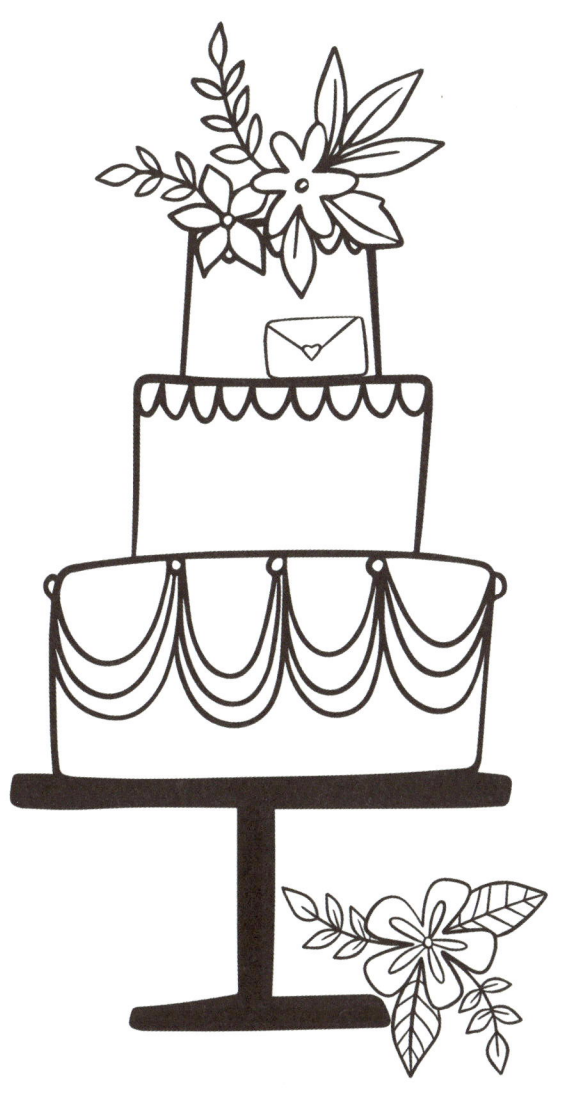

점선 따라 선 긋기

날짜: 년   월   일   요일   이름:

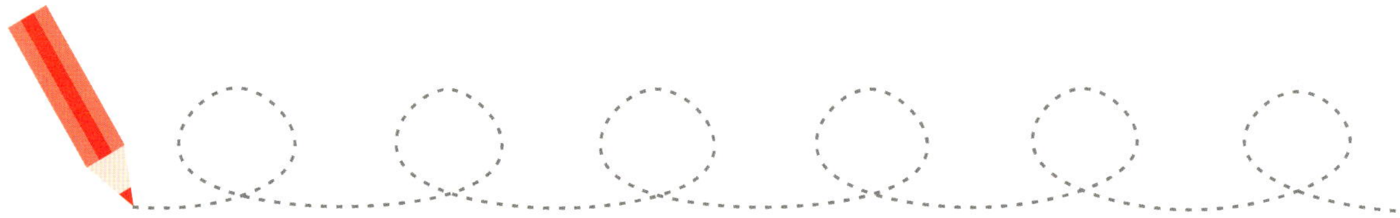

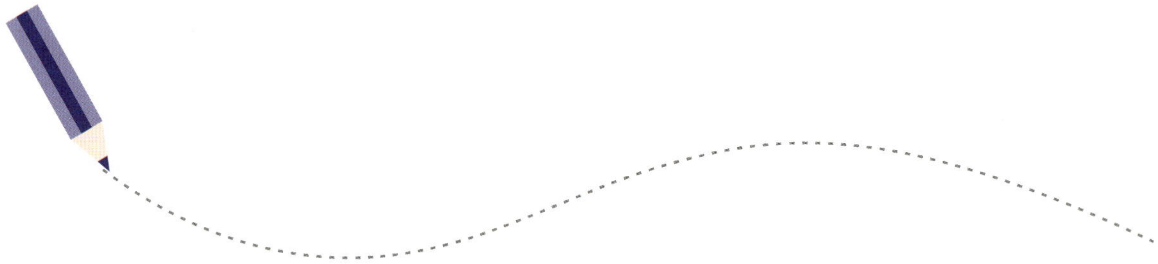

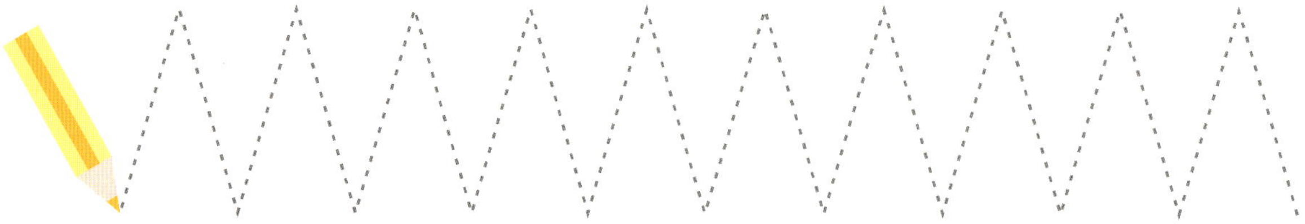

22
조건에 맞는 도형 색칠하기

날짜: 년   월   일   요일   이름:

보기
원 | 주황색

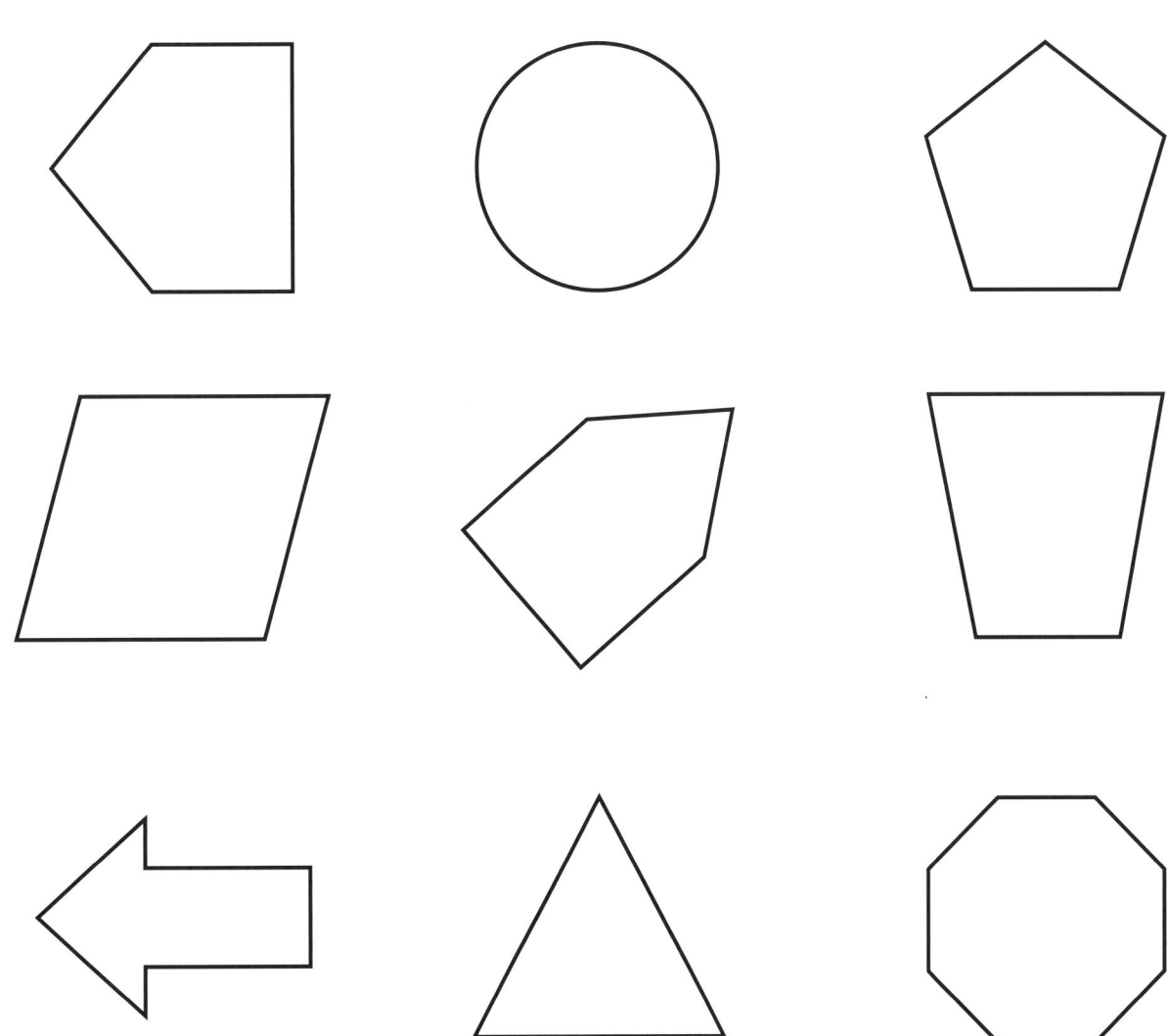

23
3개 연속 같은 그림 묶기

날짜: 년   월   일   요일   이름:

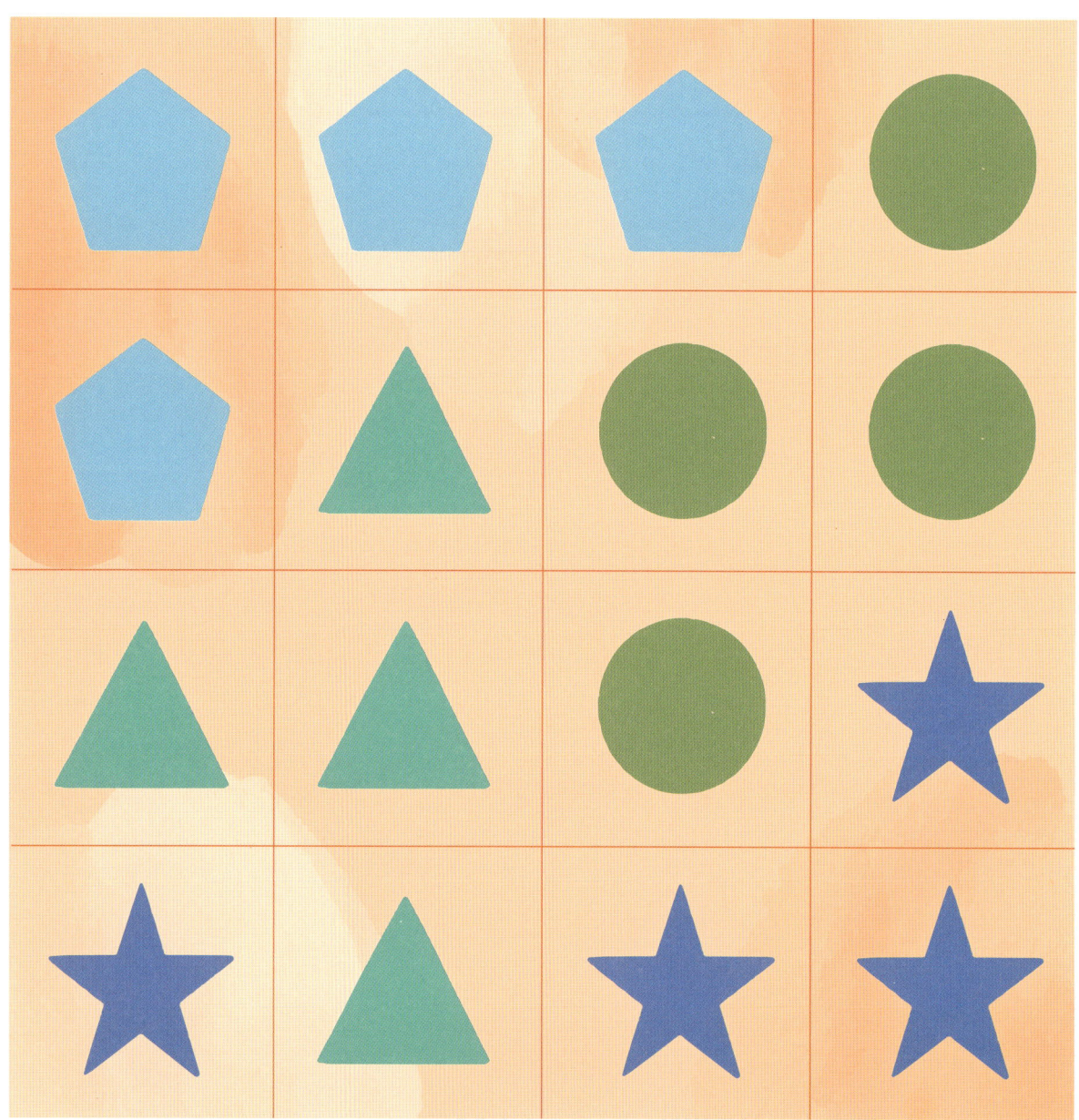

국기 칠하고 나라 이름 쓰기

날짜:　　　년　월　일　요일　　이름:

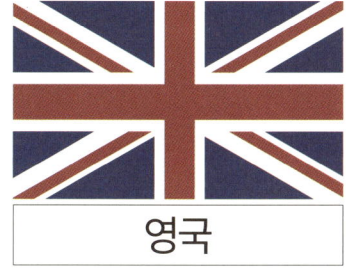

영국

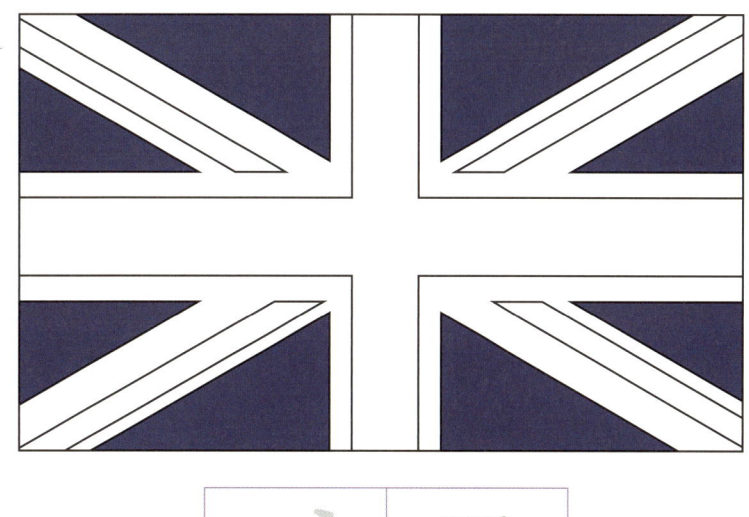

영 국

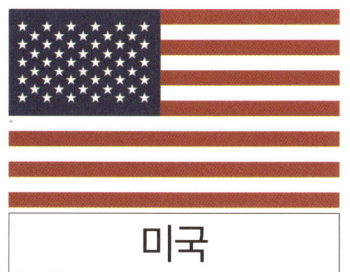

미국

미 국

25
그림 개수 세기

날짜: 　년　월　일　요일　　이름:

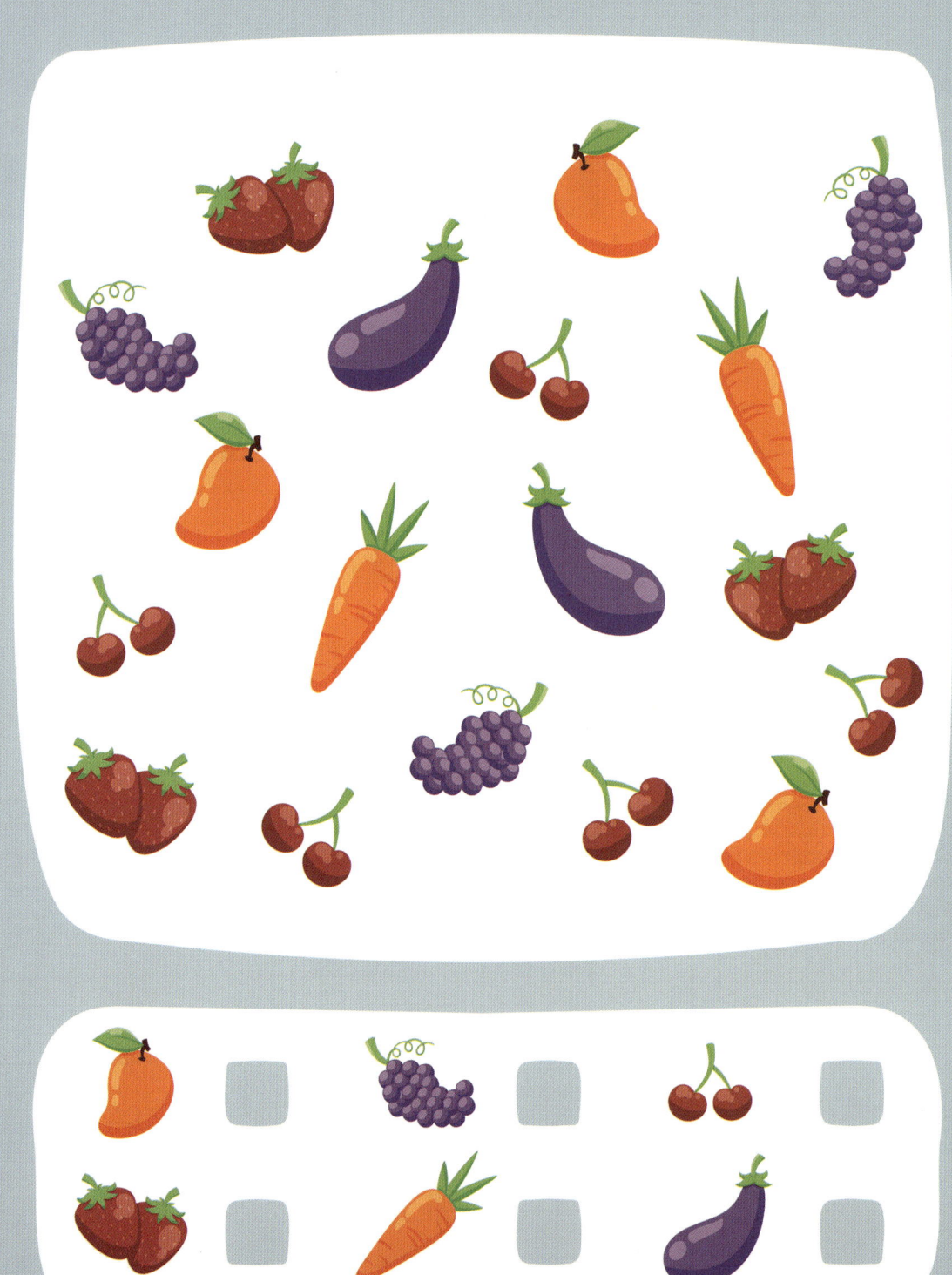

26

점선 따라 그리고 색칠하기

날짜: 년 월 일 요일 이름:

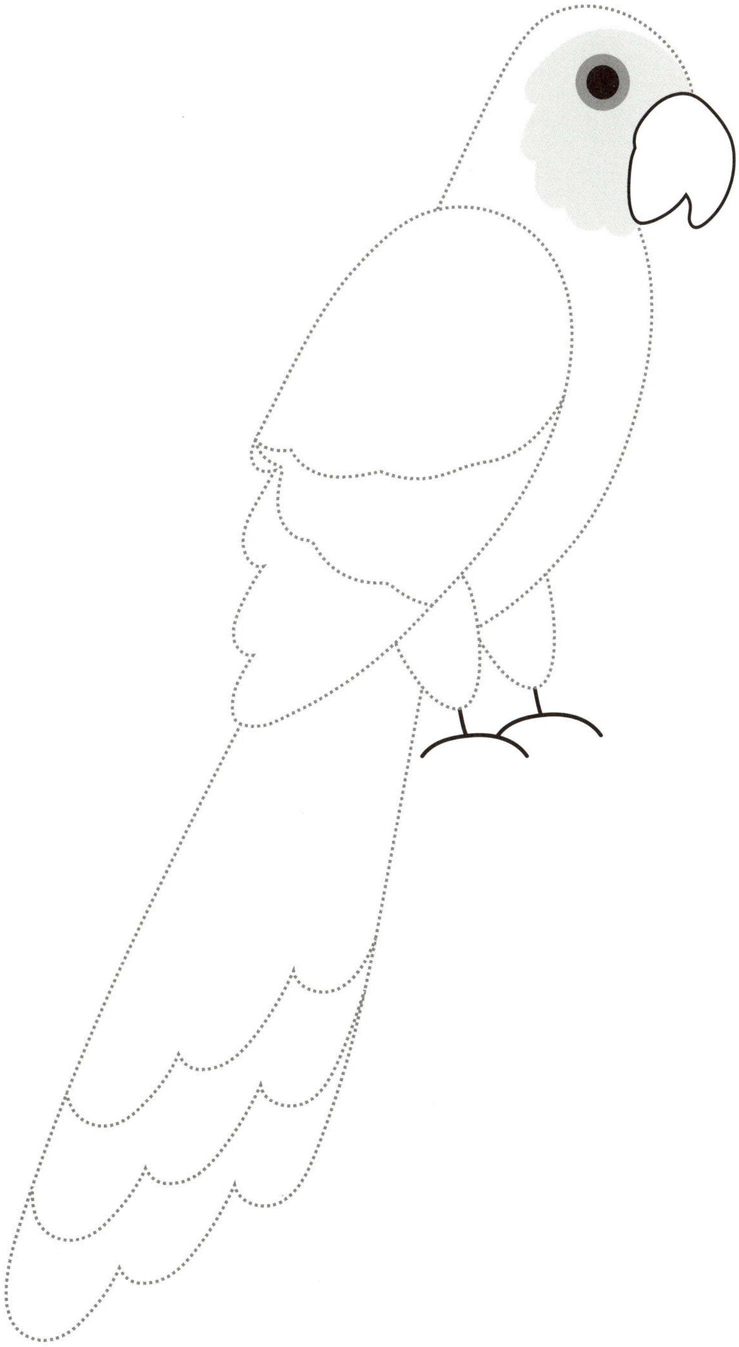

27
관계 있는 것끼리 연결하기

날짜:　　　년　월　일　요일　　이름:

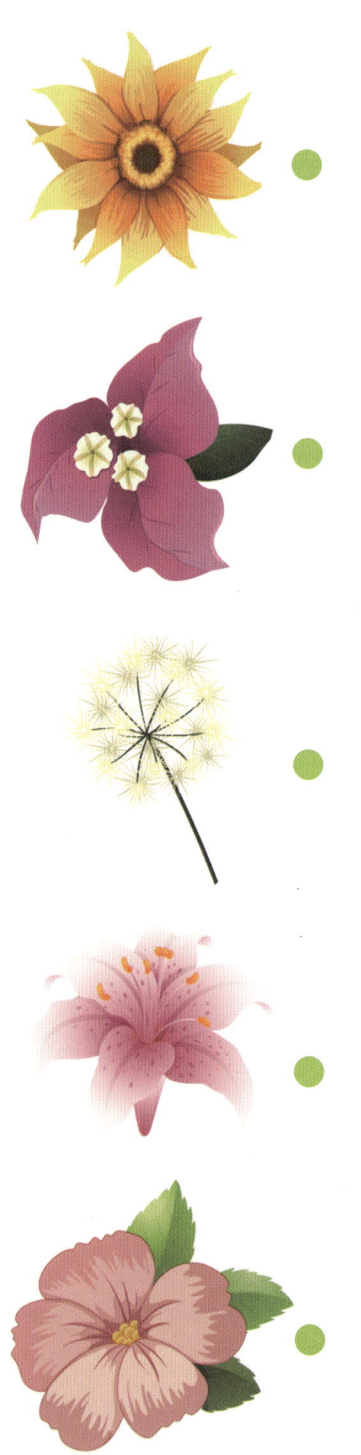

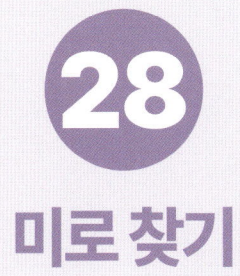

미로 찾기

날짜:　　　　년　월　일　요일　　　이름:

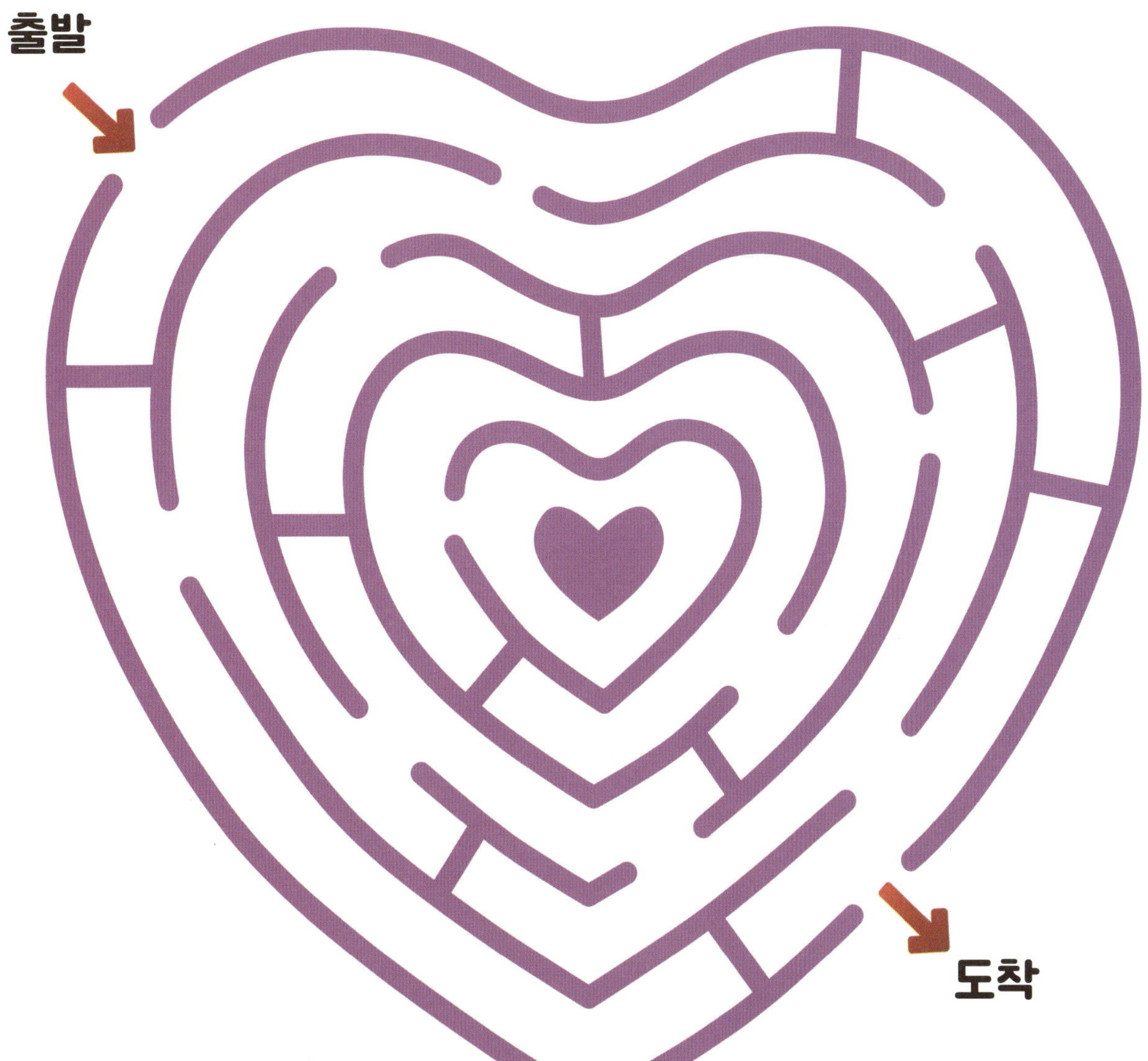

출발

도착

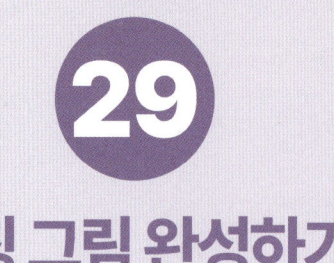

대칭 그림 완성하기

날짜: 년   월   일   요일   이름:

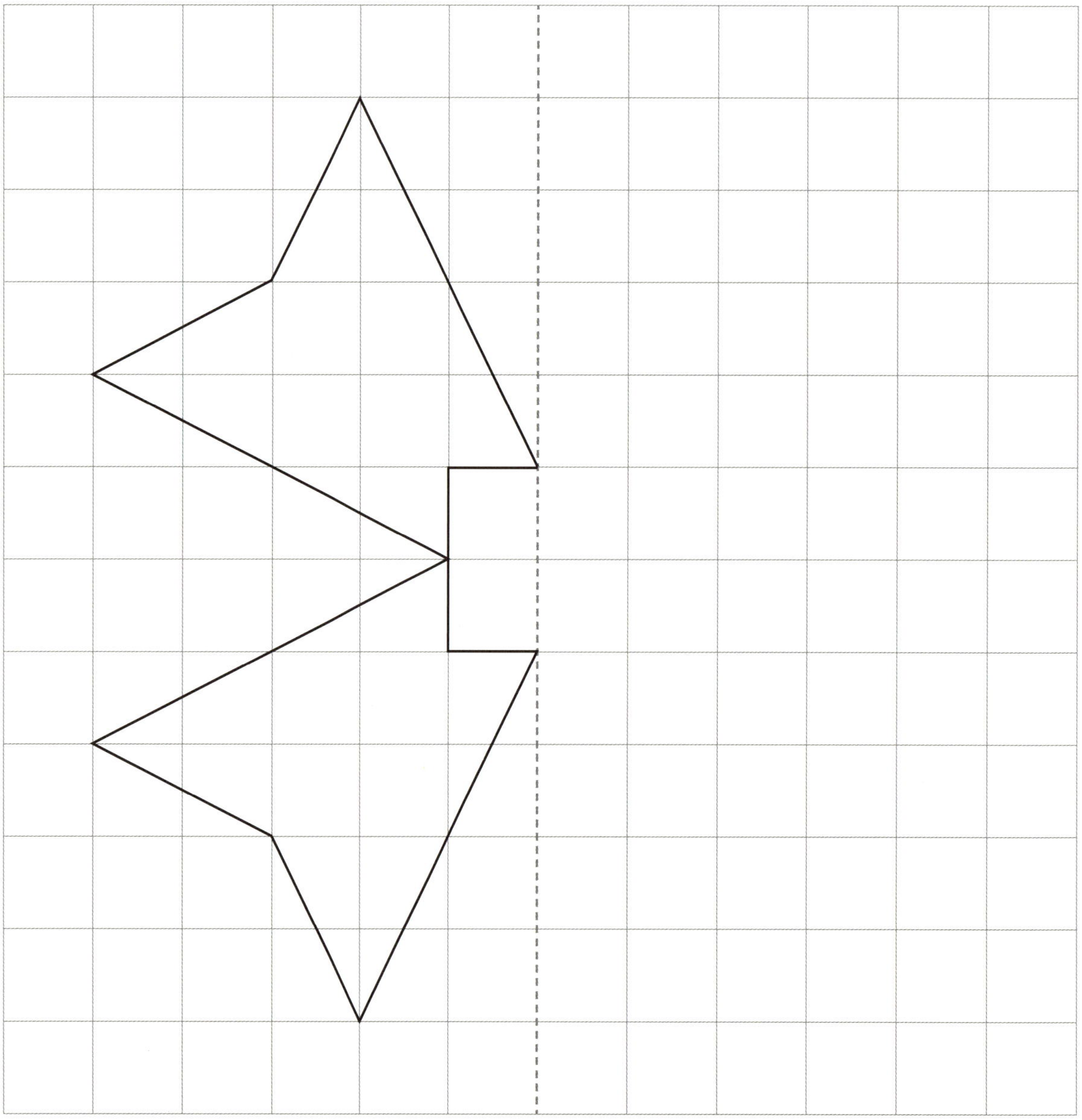

다른 그림 5개 찾기

날짜: 　 년 　 월 　 일 　 요일 　 　 **이름:**

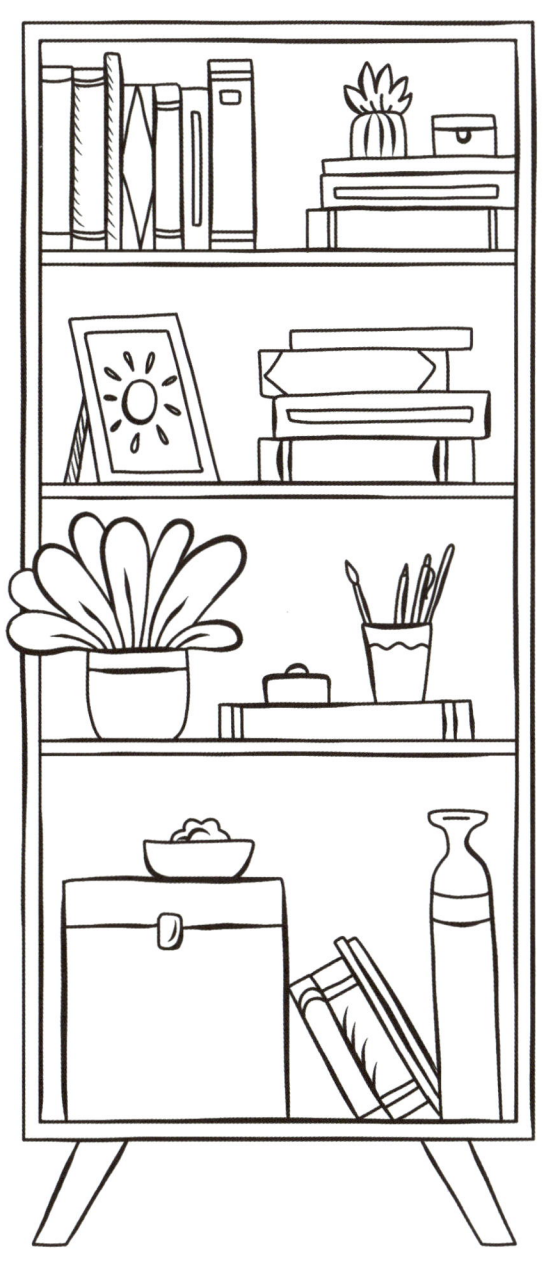
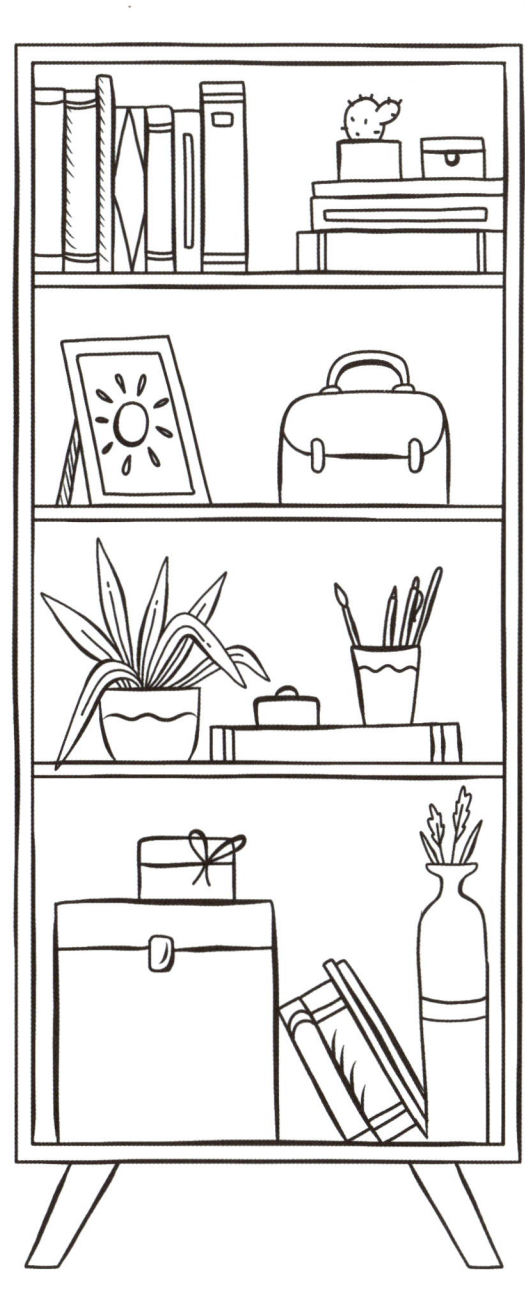

31
점선 따라 선 긋기

날짜:　　　년　월　일　요일　　이름:

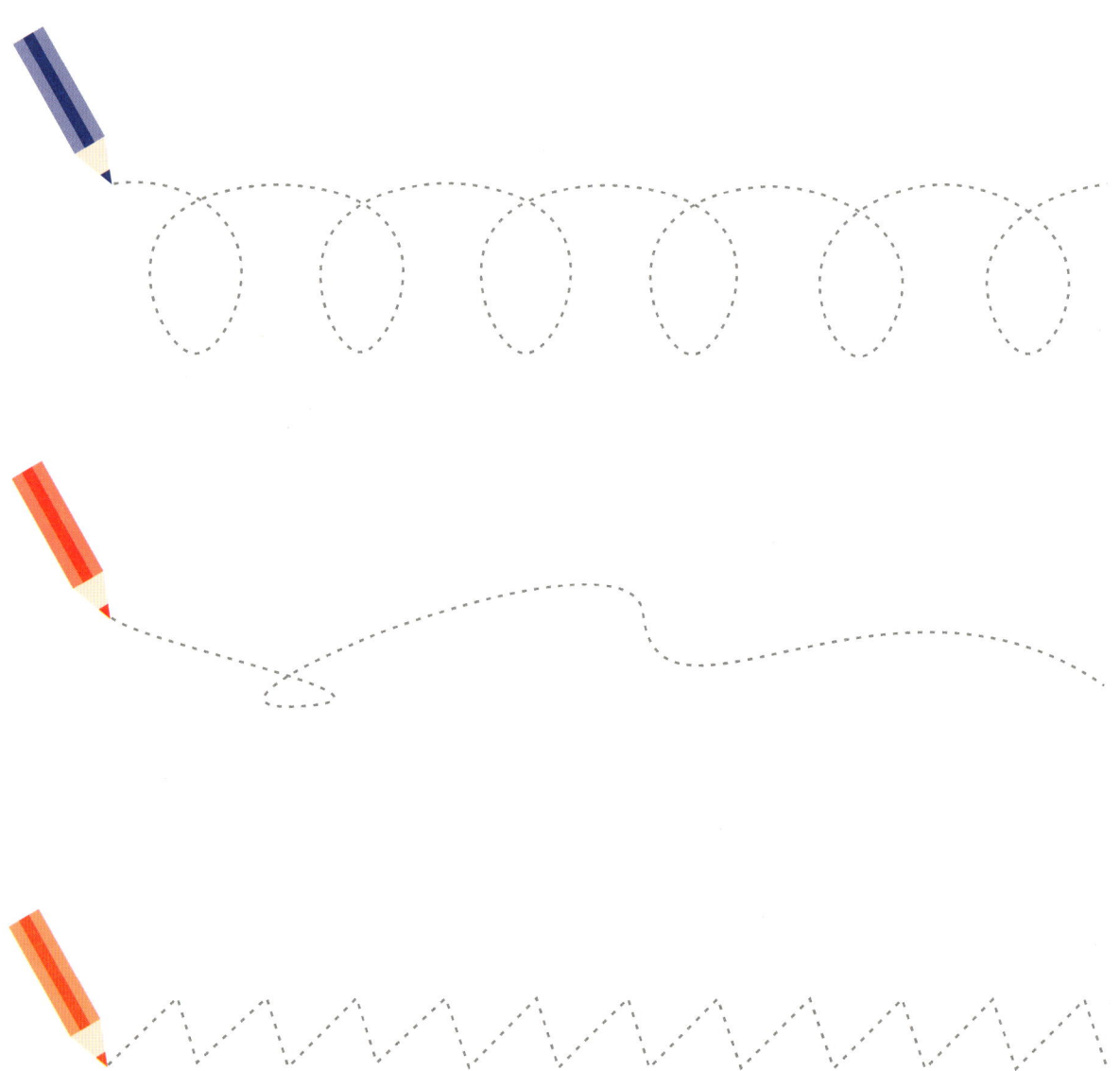

조건에 맞는 도형 색칠하기

날짜: 　년　월　일　요일　　이름:

보기 정사각형 | 노란색

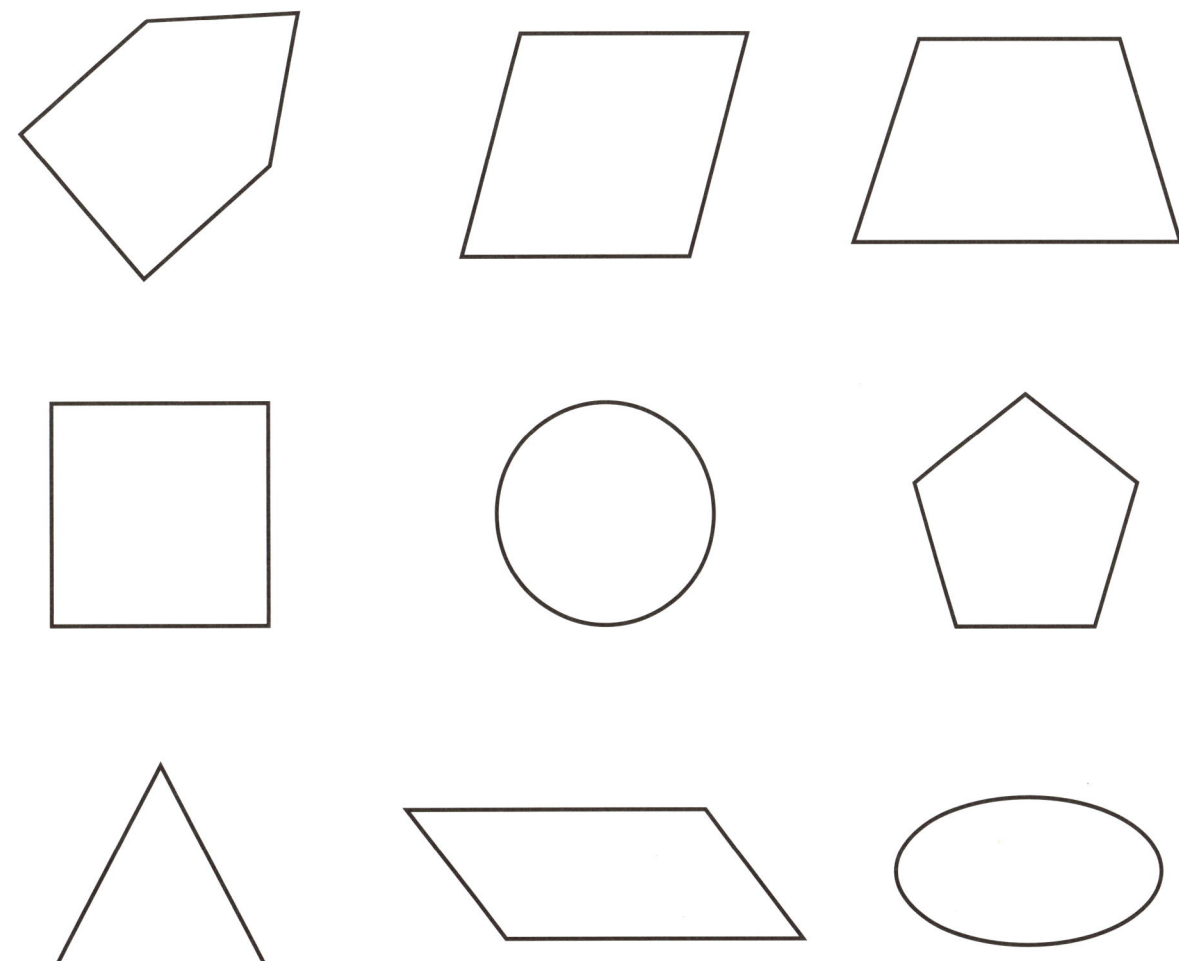

3개 연속 같은 그림 묶기

날짜:　　　년　월　일　요일　　이름:

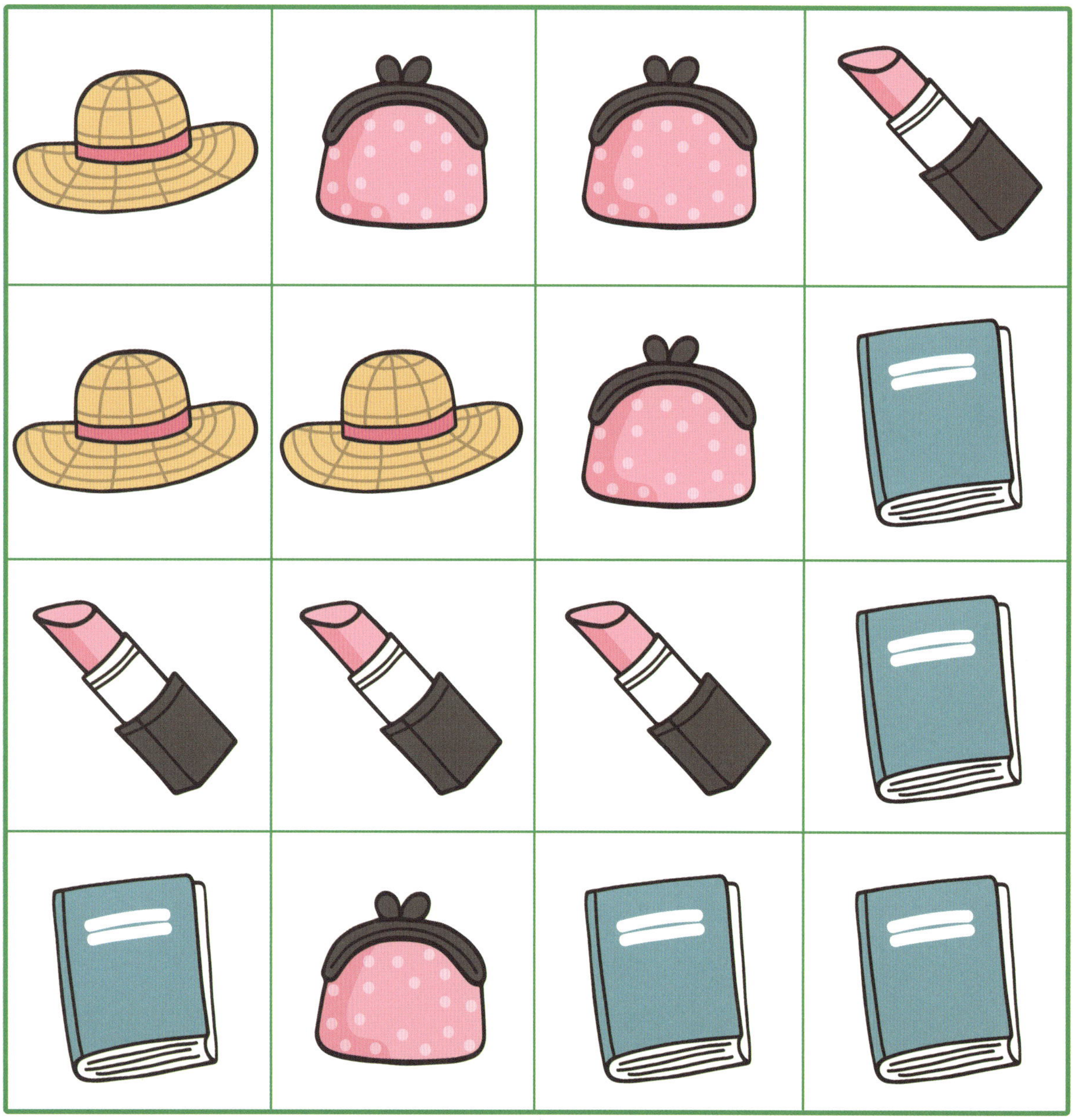

34
국기 칠하고 나라 이름 쓰기

날짜: 년 월 일 요일   이름:

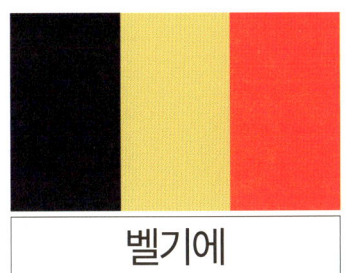

벨 기 에

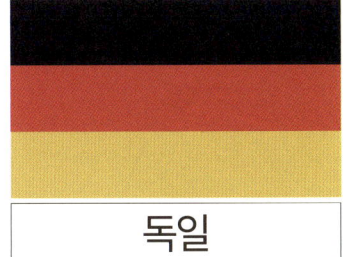

독 일

#

그림 개수 세기

날짜:　　　년　월　일　요일　　이름:

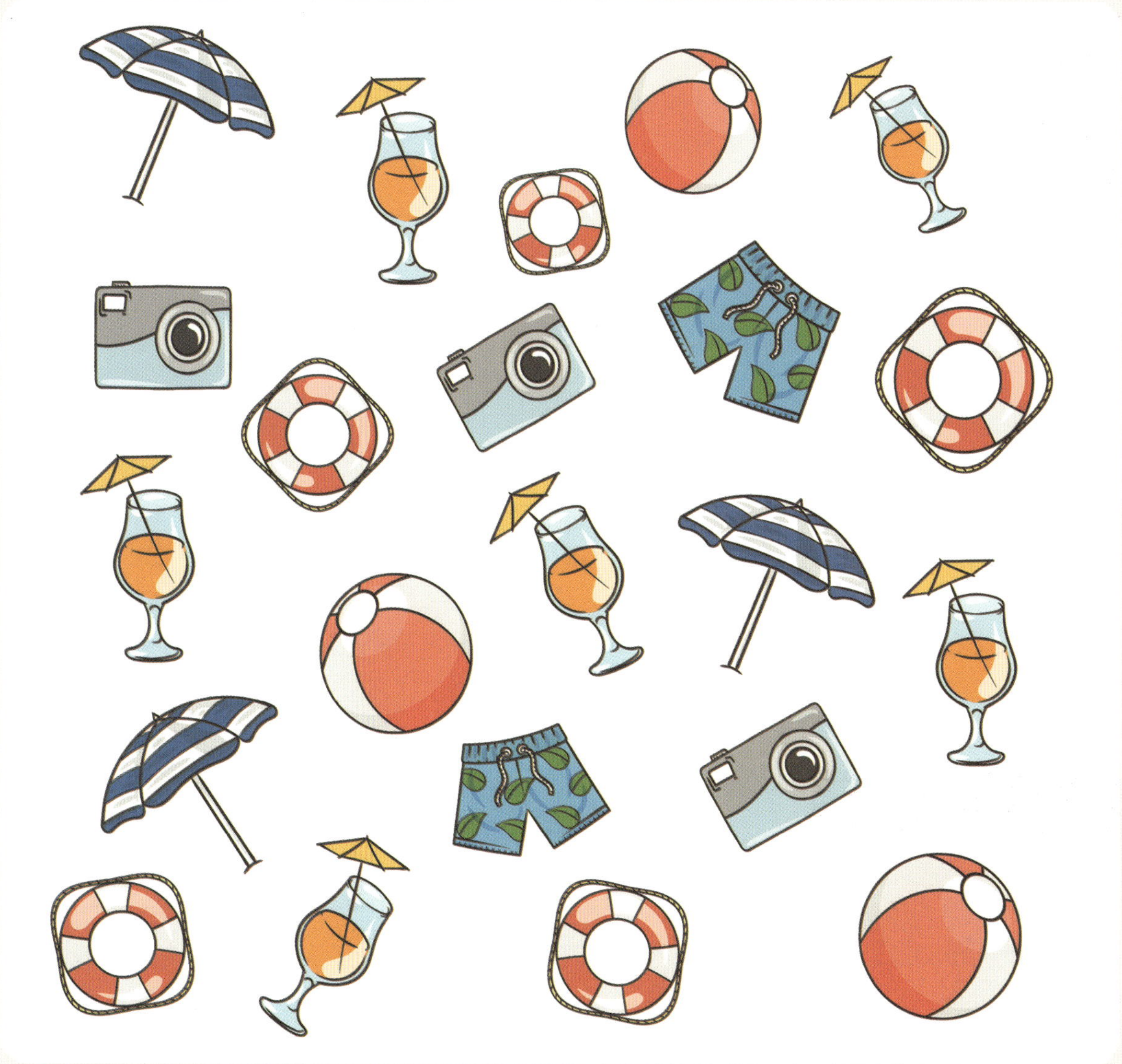

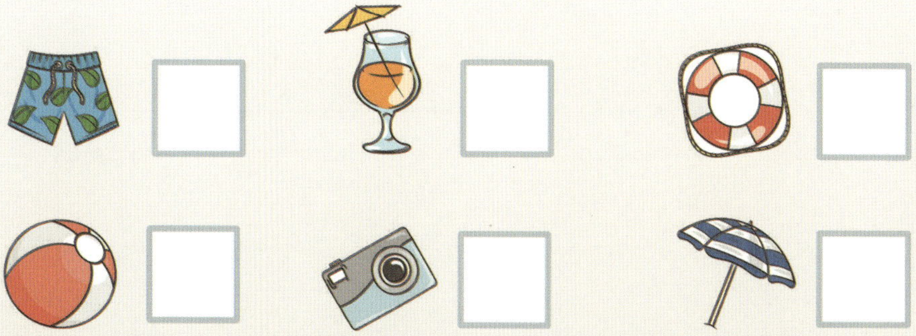

36

점선 따라 그리고 색칠하기

날짜: 년 월 일 요일 이름:

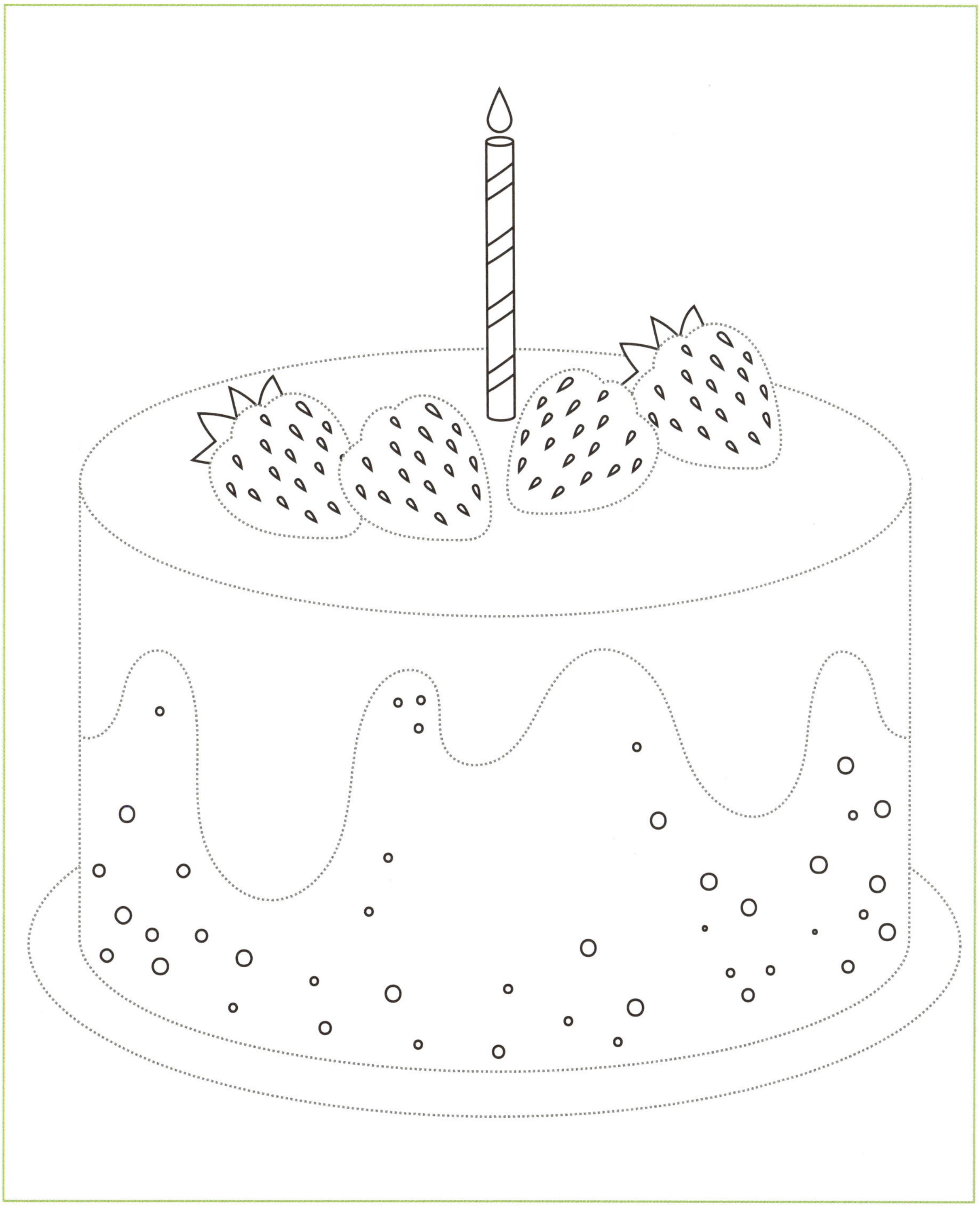

37

관계 있는 것끼리 연결하기

날짜: 년   월   일   요일   이름:

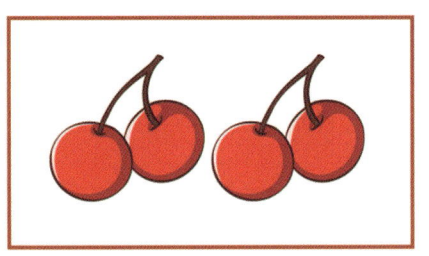 •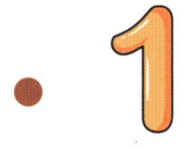

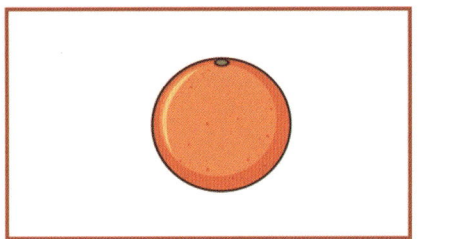 •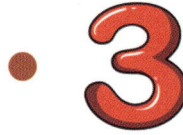

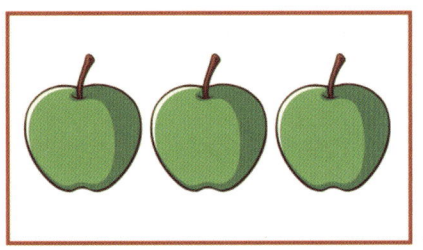 •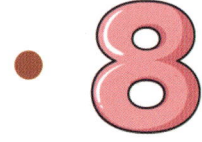

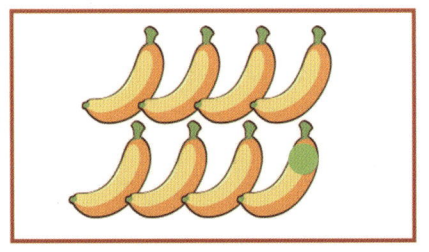 •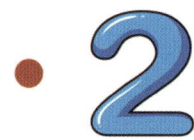

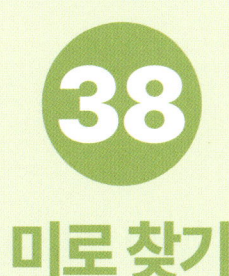

미로 찾기

날짜:　　　년　월　일　요일　　이름:

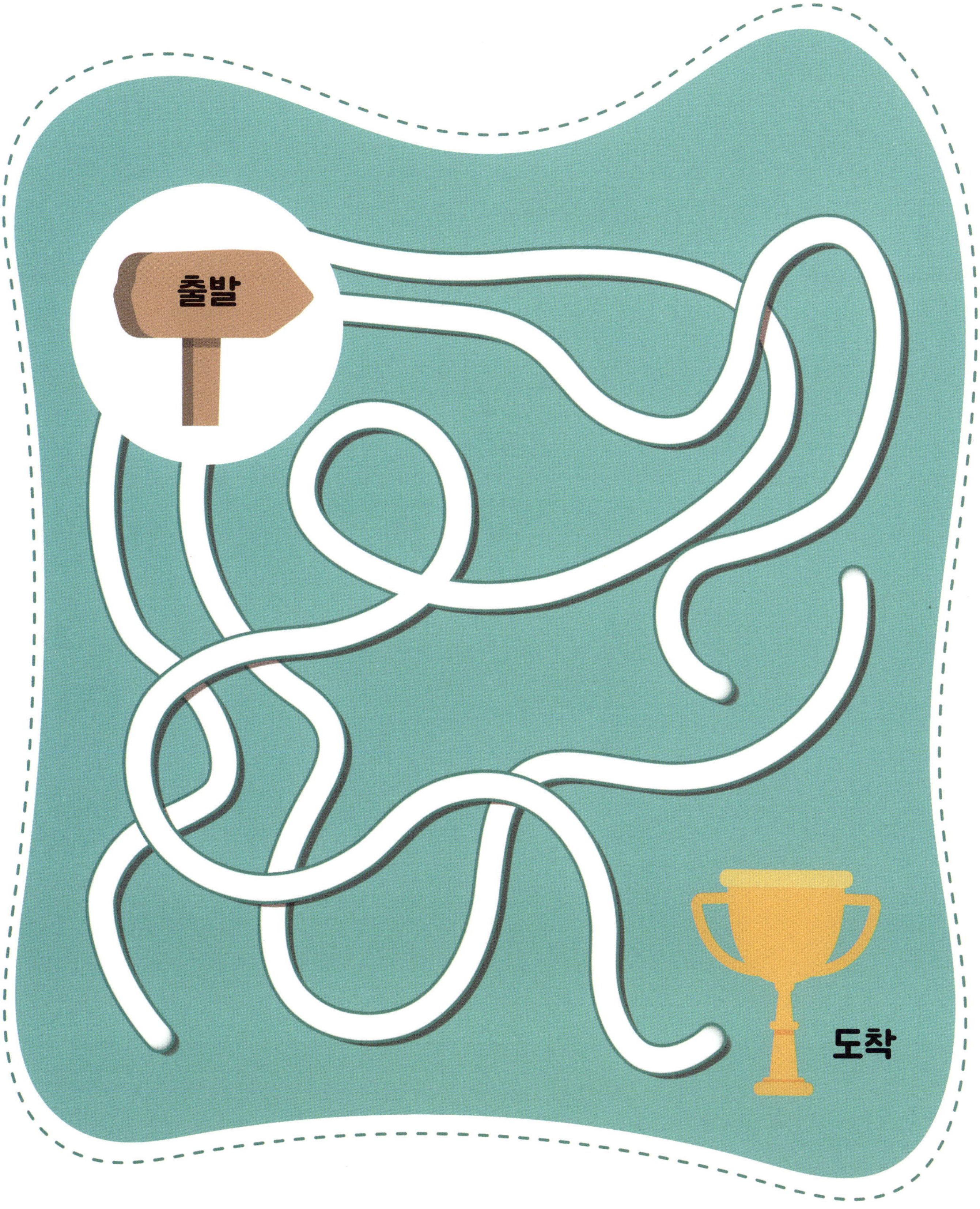

대칭 그림 완성하기

날짜: 년 월 일 요일   이름:

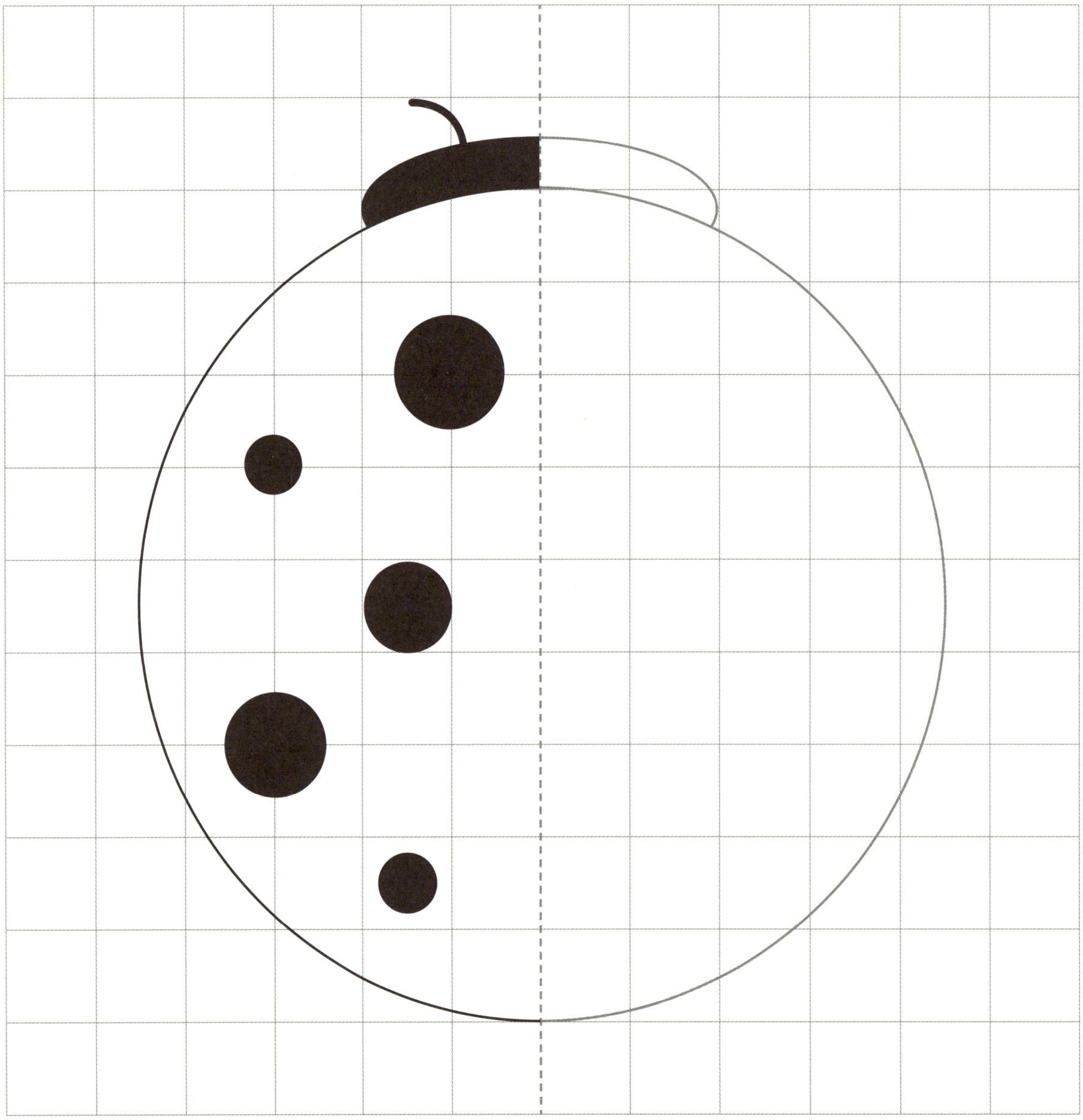

다른 그림 5개 찾기

날짜: 년 월 일 요일 **이름:**

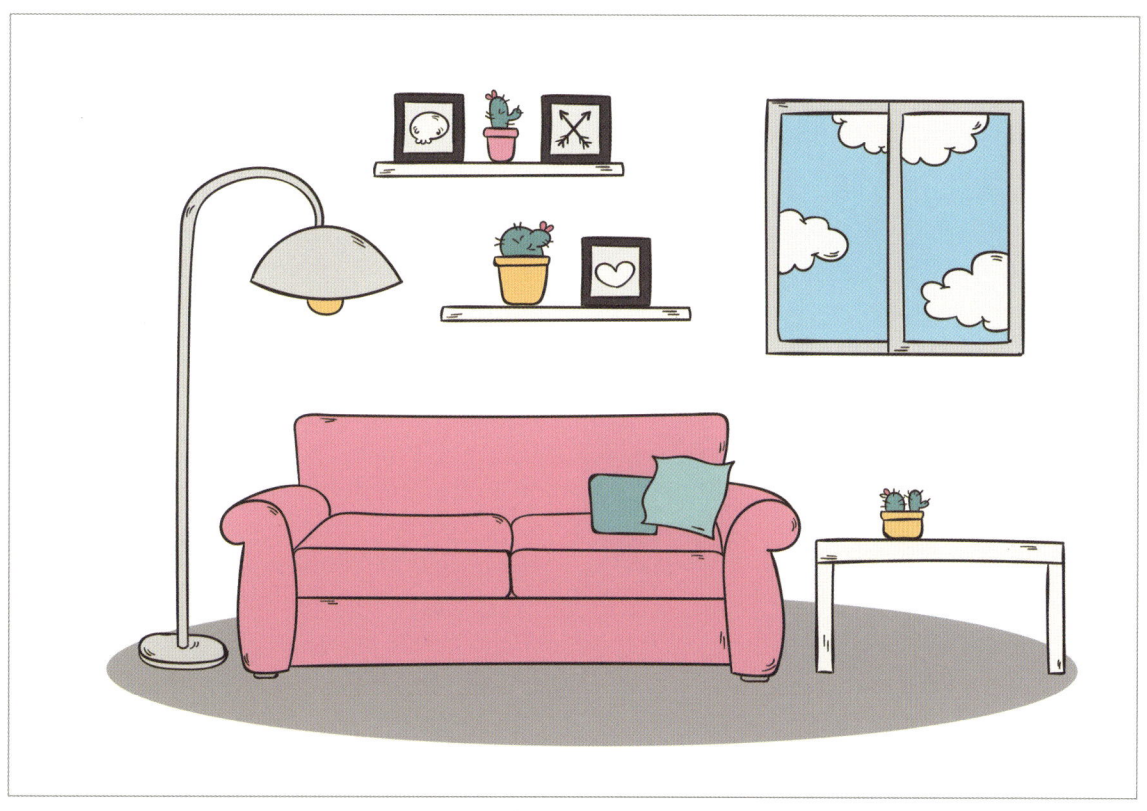

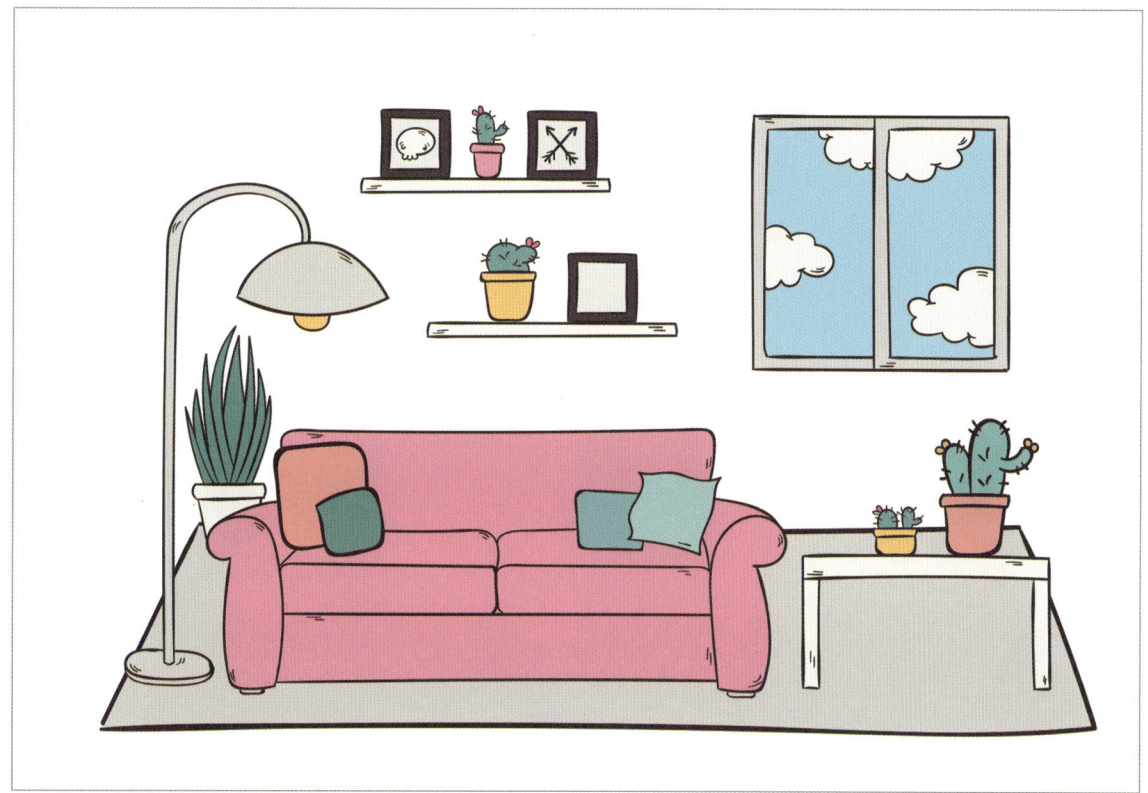

41
점선 따라 선 긋기

날짜: 년 월 일 요일   이름:

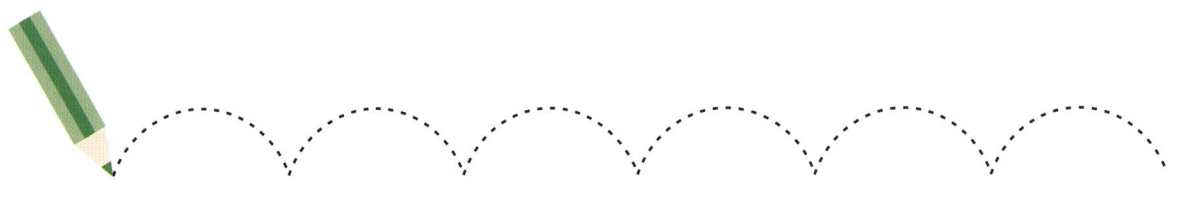

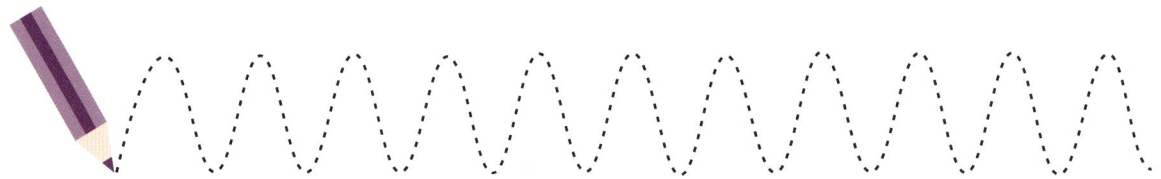

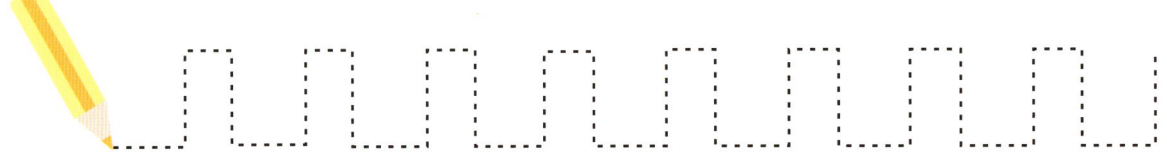

조건에 맞는 도형 색칠하기

날짜: 년 월 일 요일 **이름:**

보기 삼각형 | 보라색

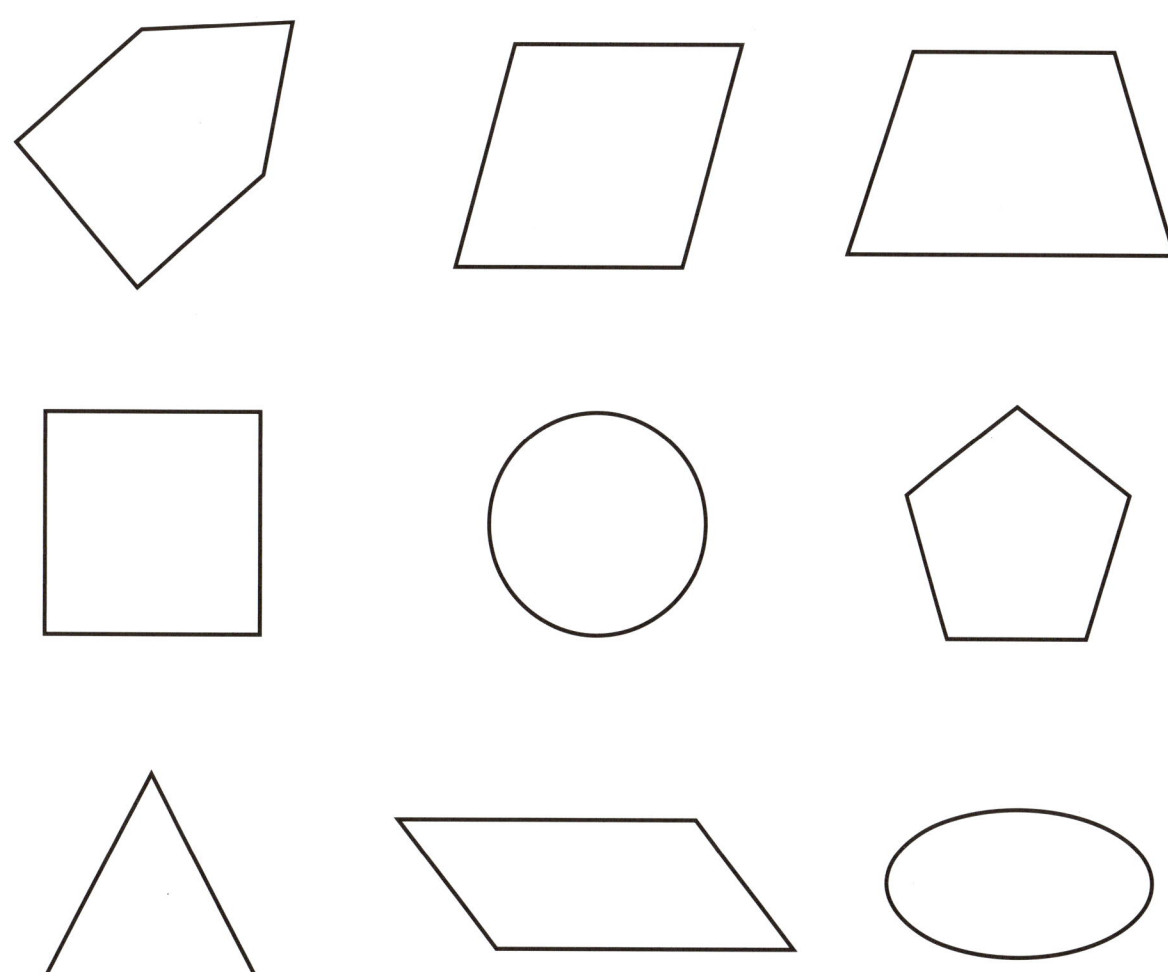

3개 연속 같은 그림 묶기

날짜: 　년　월　일　요일　　이름:

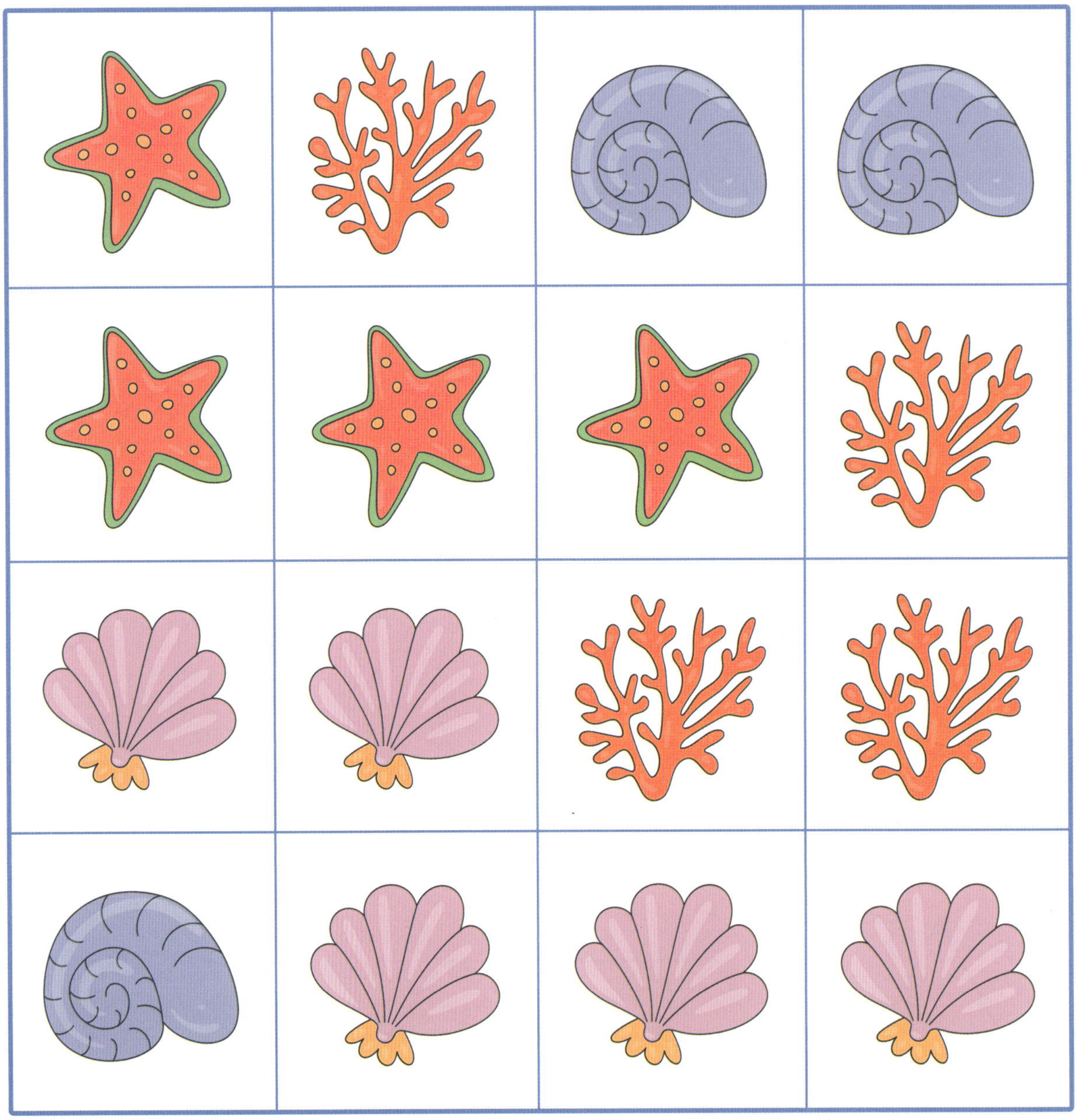

국기 칠하고 나라 이름 쓰기

날짜: 년   월   일   요일   이름:

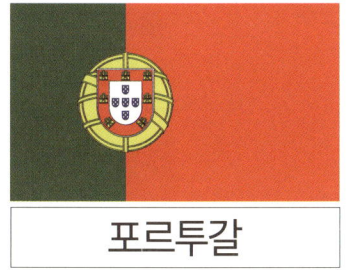
포르투갈

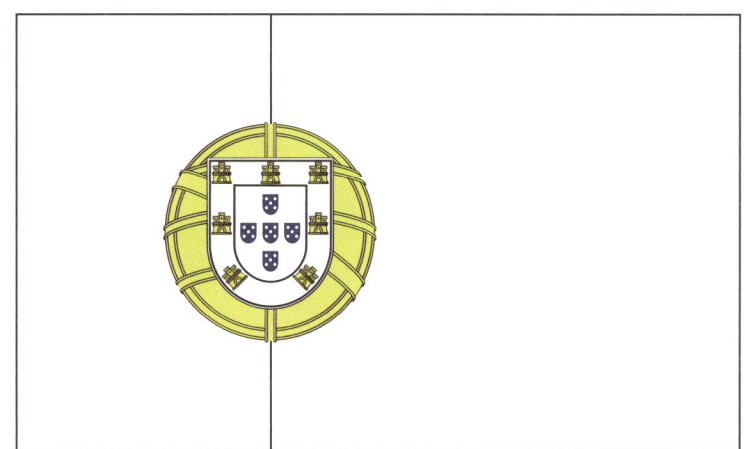
포 르 투 갈

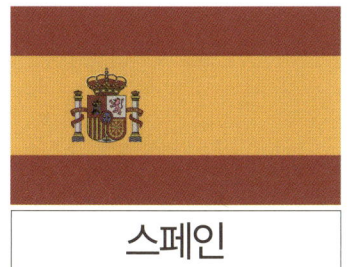
스페인

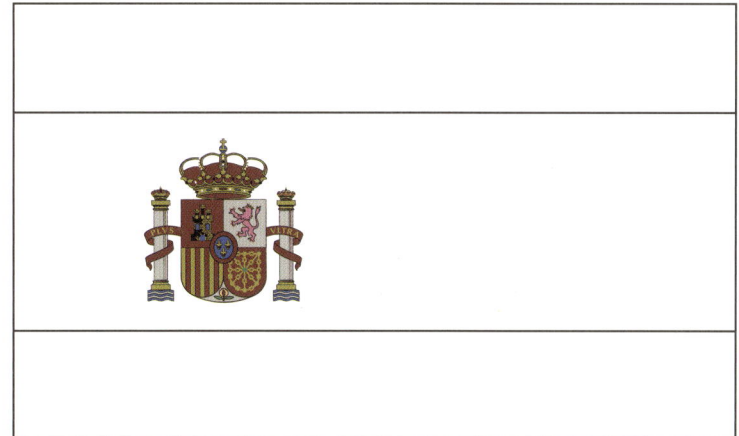
스 페 인

45
그림 개수 세기

날짜:　　　년　월　일　요일　　이름:

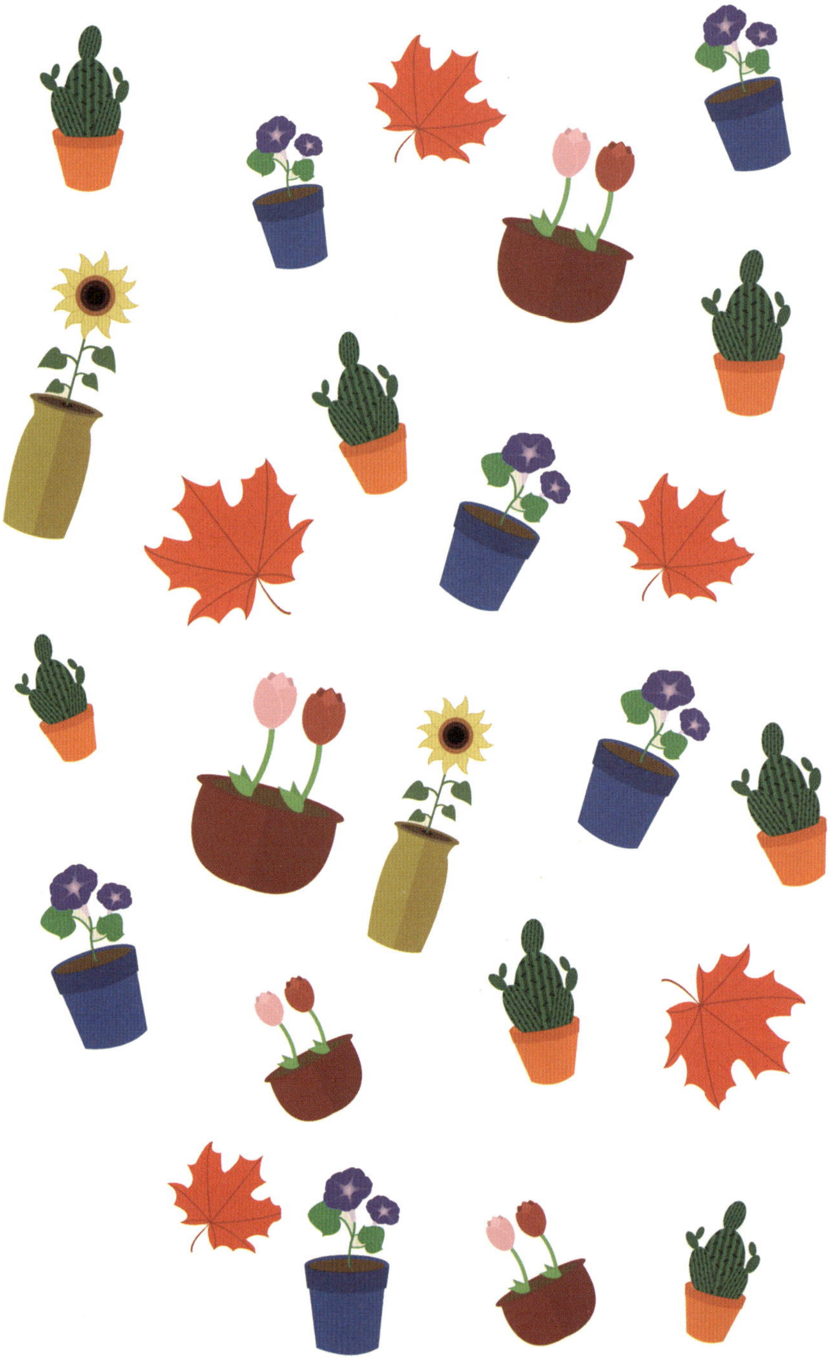

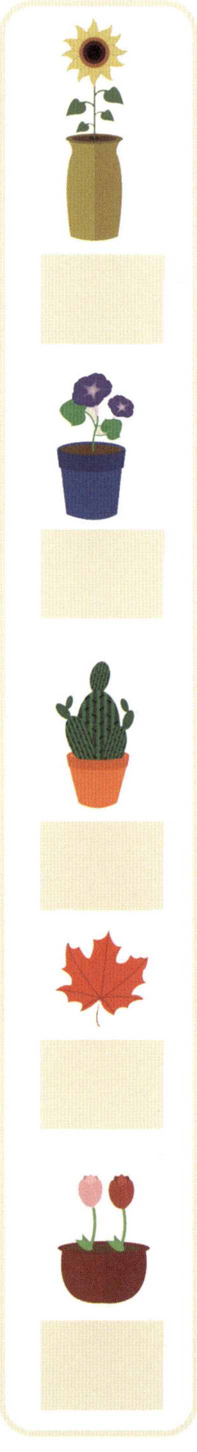

46

점선 따라 그리고 색칠하기

날짜: 년 월 일 요일 이름:

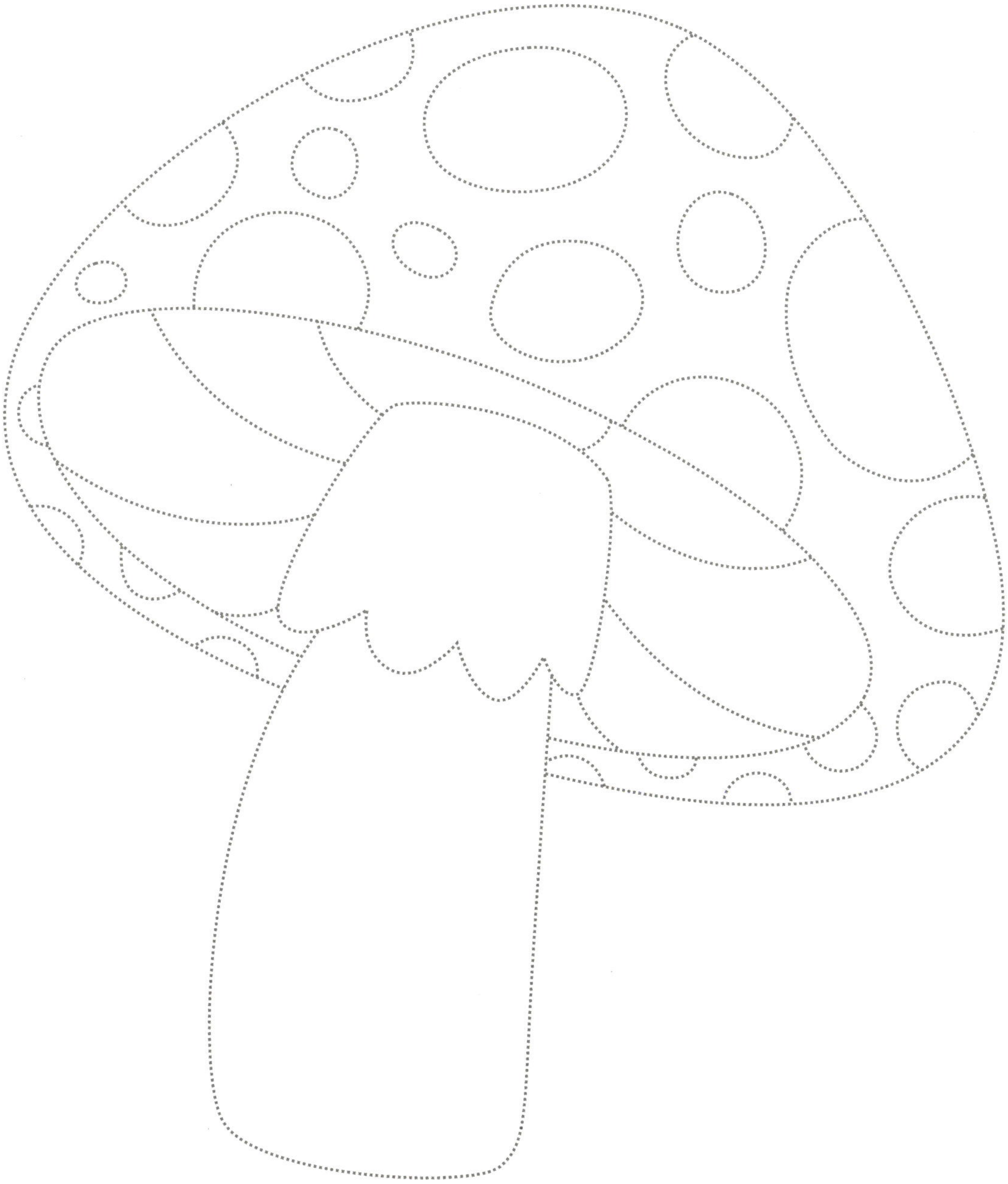

47
관계 있는 것끼리 연결하기

날짜: 년 월 일 요일   이름:

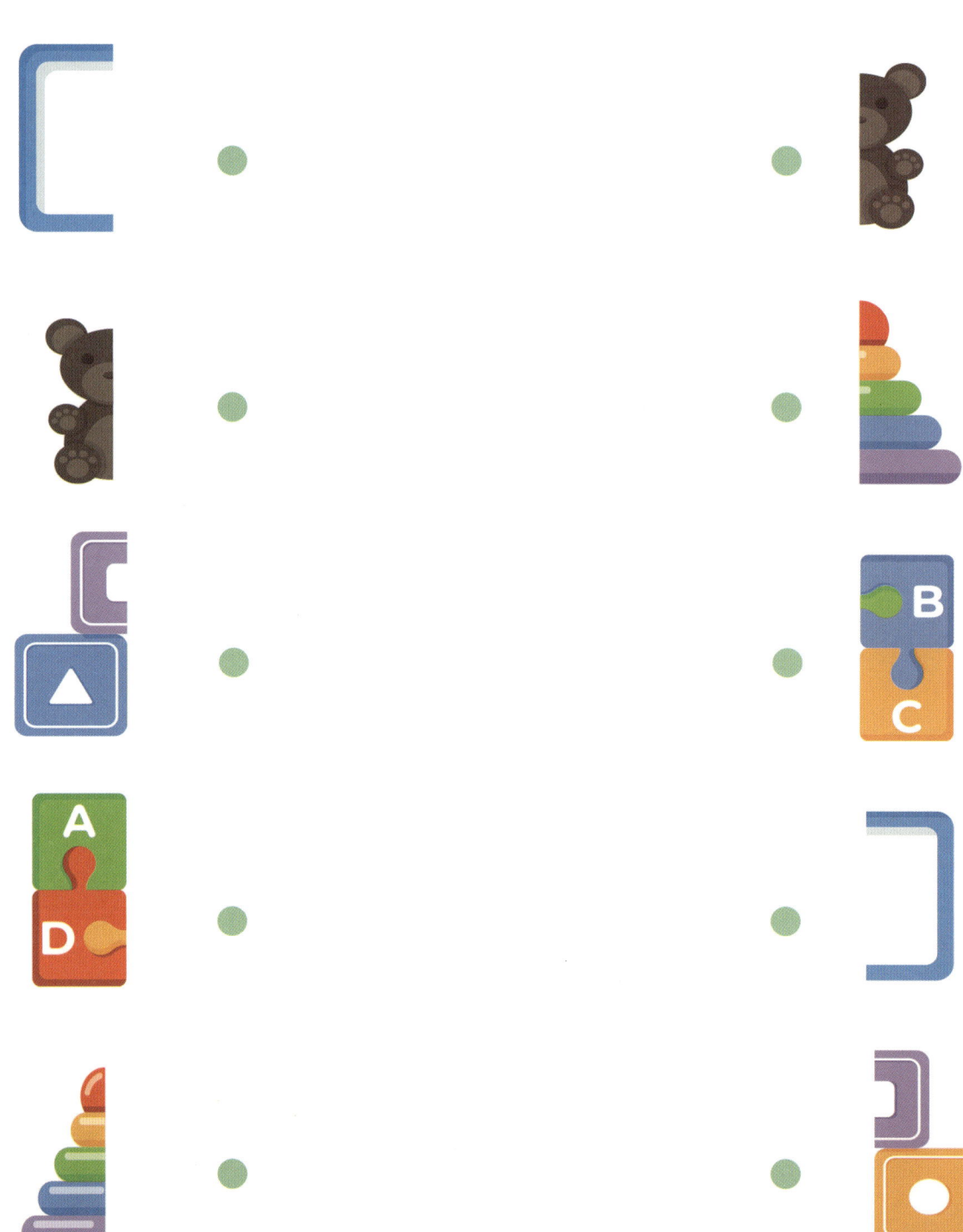

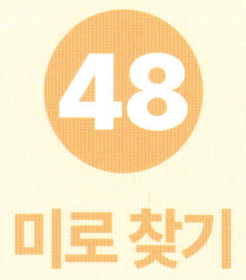

미로 찾기

날짜:　　　년　월　일　요일　　이름:

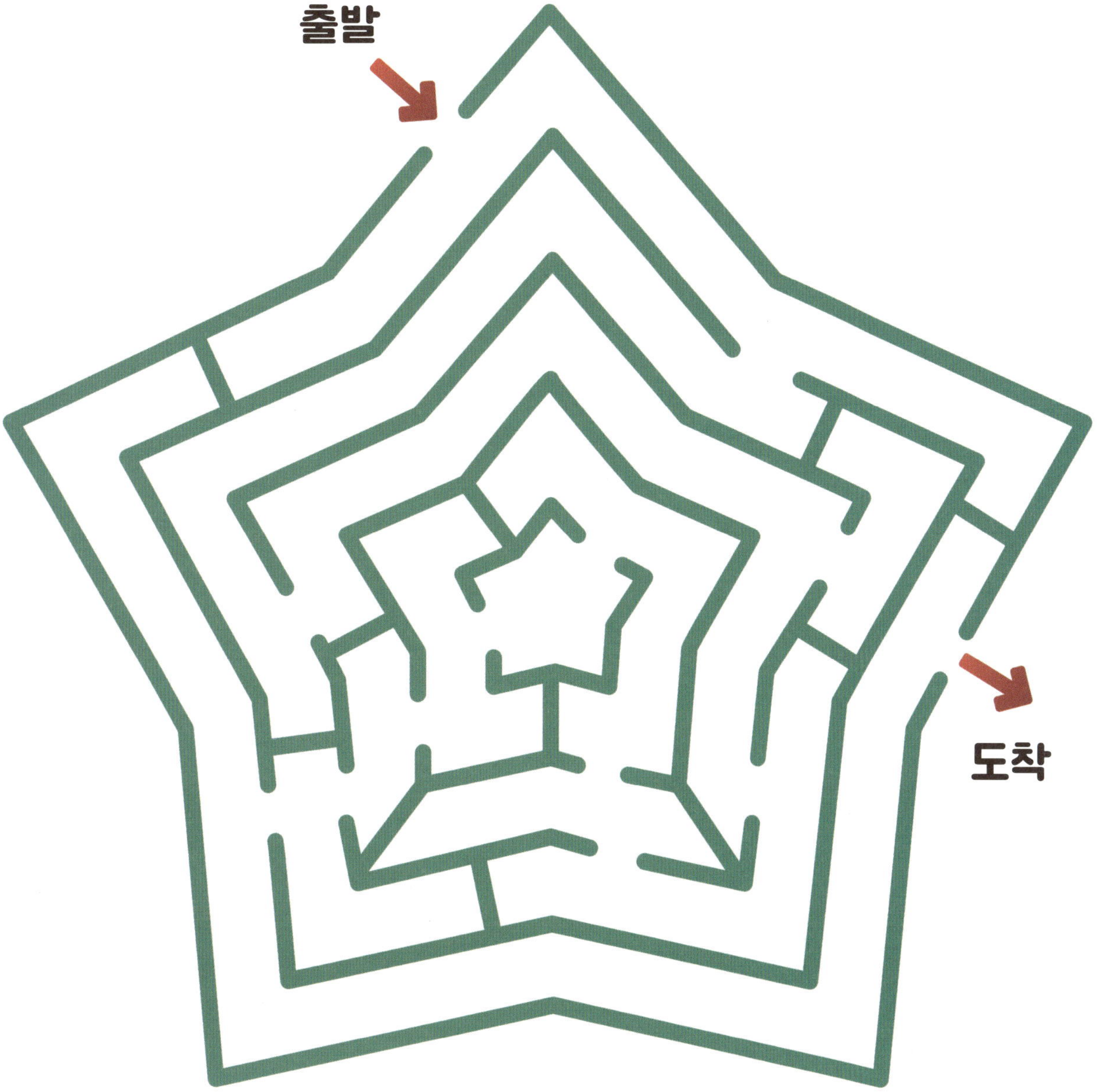

출발

도착

대칭 그림 완성하기

날짜: 년   월   일   요일   이름:

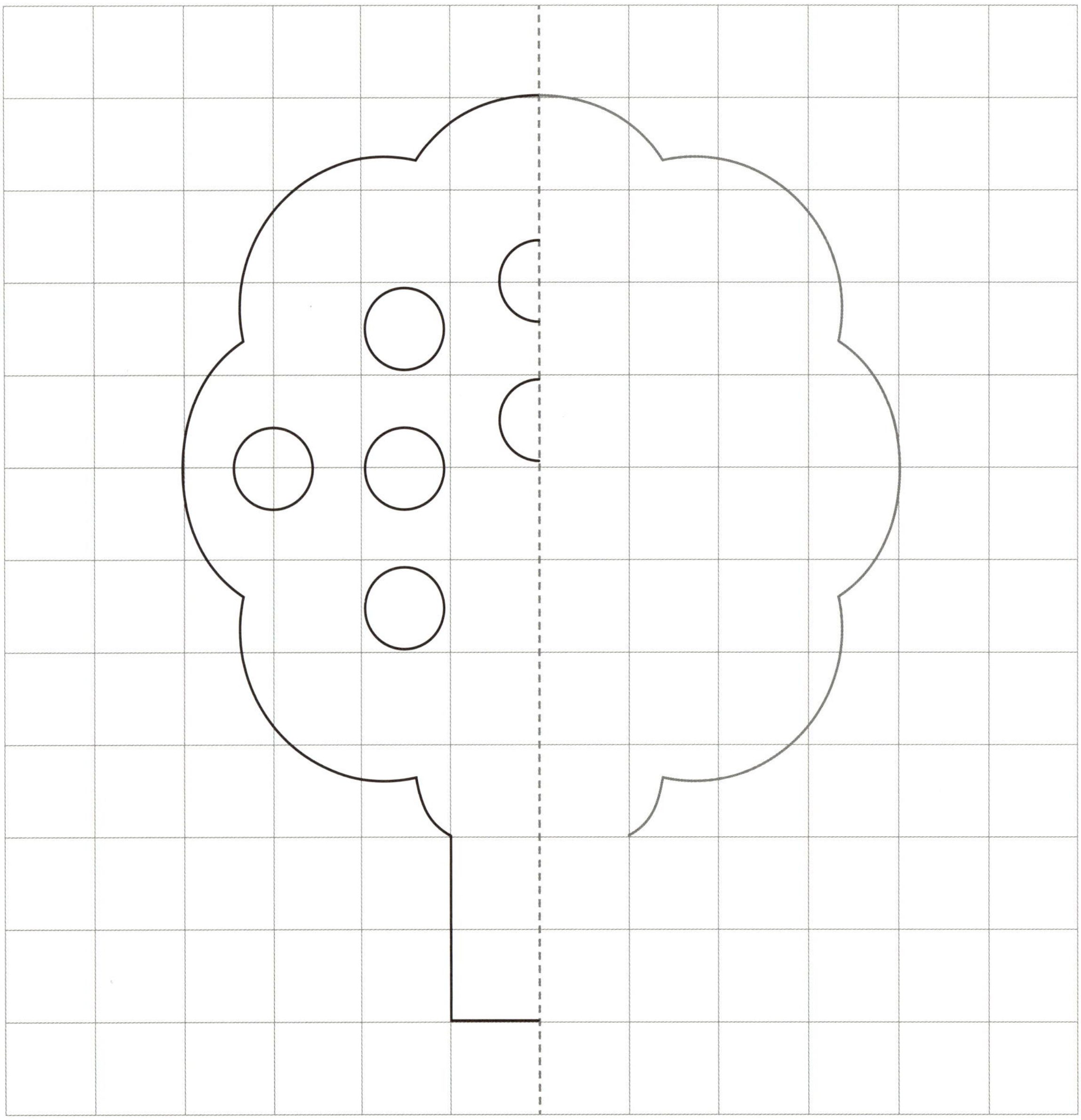

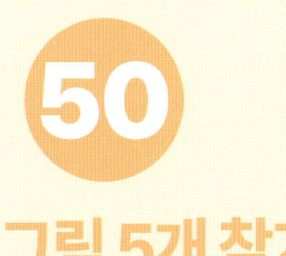

다른 그림 5개 찾기

날짜: 년 월 일 요일 **이름:**

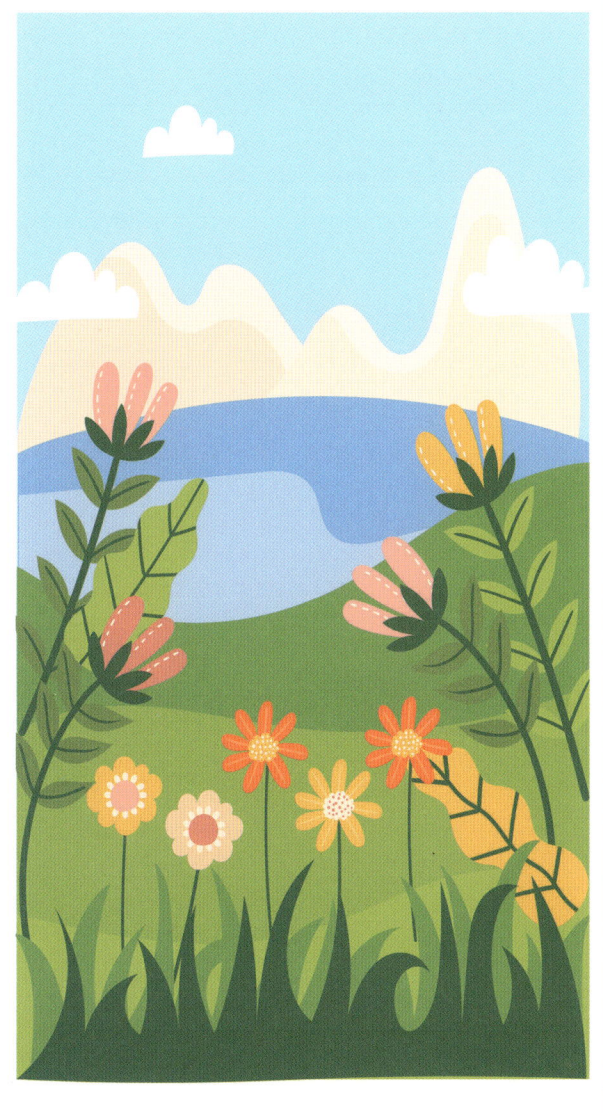
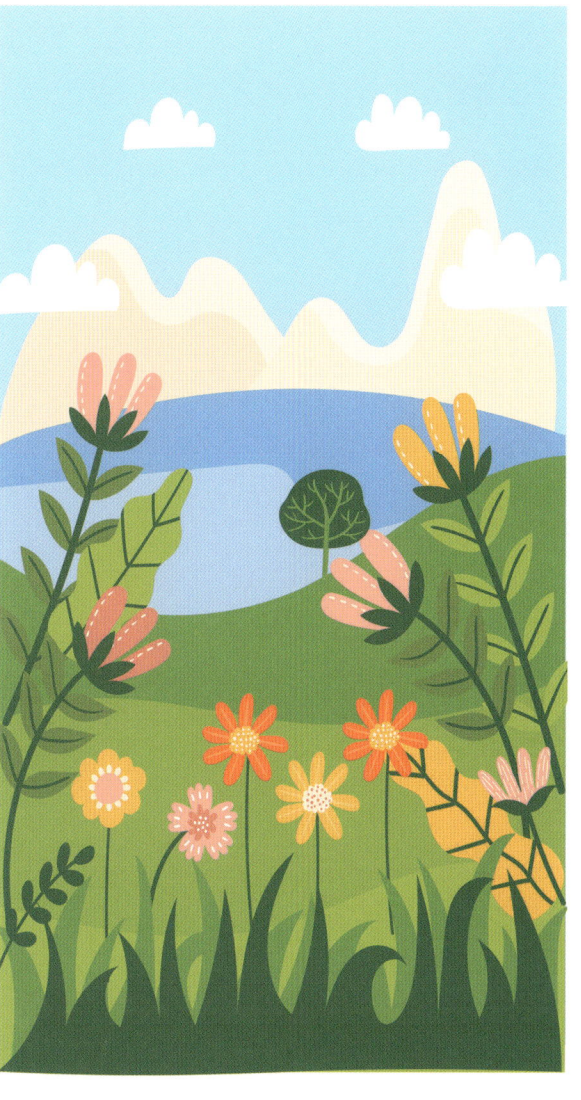

점선 따라 선 긋기

날짜:　　년　월　일　요일　　이름:

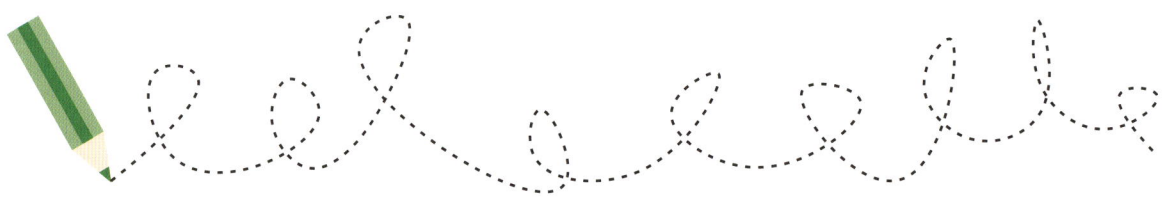

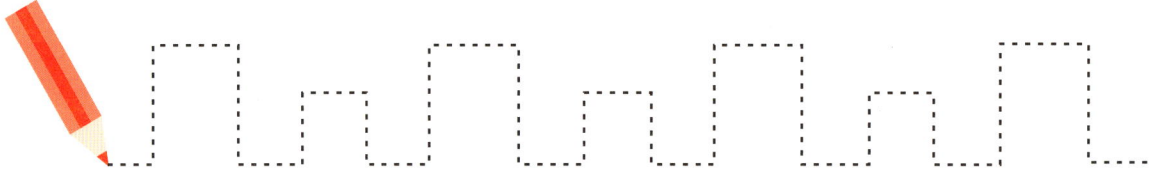

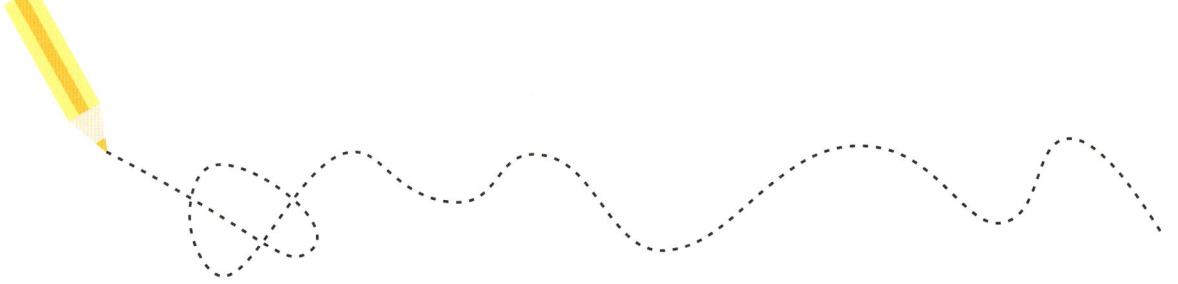

52 조건에 맞는 도형 색칠하기

날짜: 　년　월　일　요일　　이름:

보기
화살표 | 빨간색

 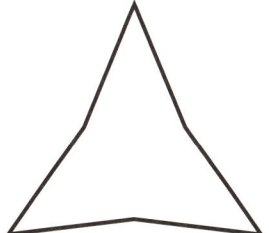 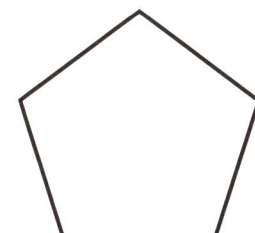

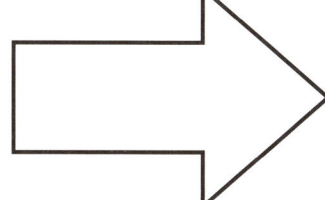 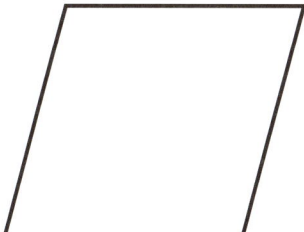 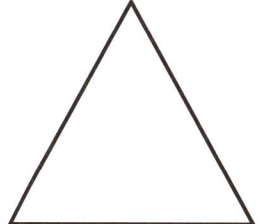

 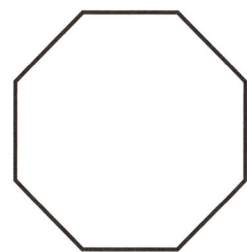 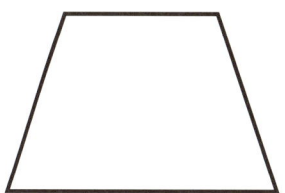

3개 연속 같은 그림 묶기

날짜: 년   월   일   요일   이름:

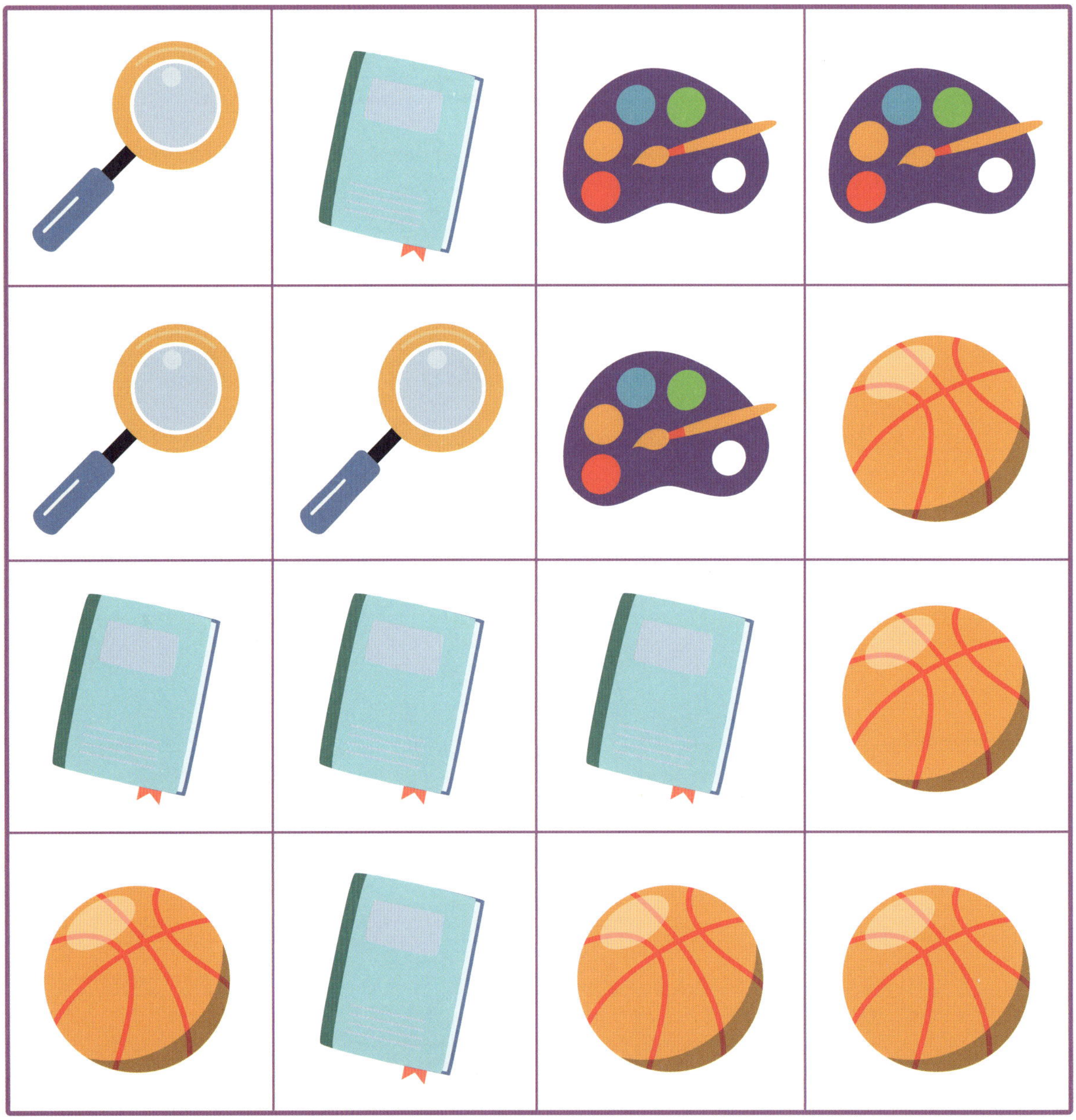

54

국기 칠하고 나라 이름 쓰기

날짜:　　년　월　일　요일　　이름:

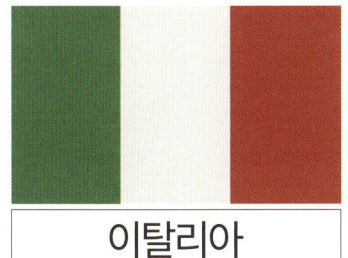
이탈리아

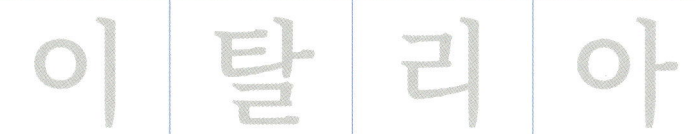
이 탈 리 아

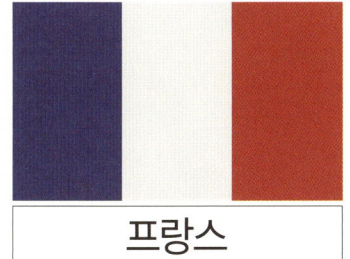
프랑스

프 랑 스

55
그림 개수 세기

날짜: 년 월 일 요일   이름:

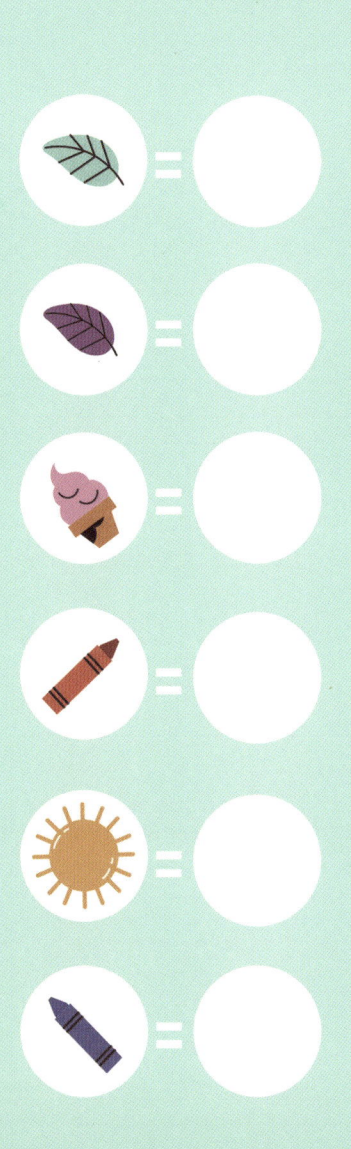
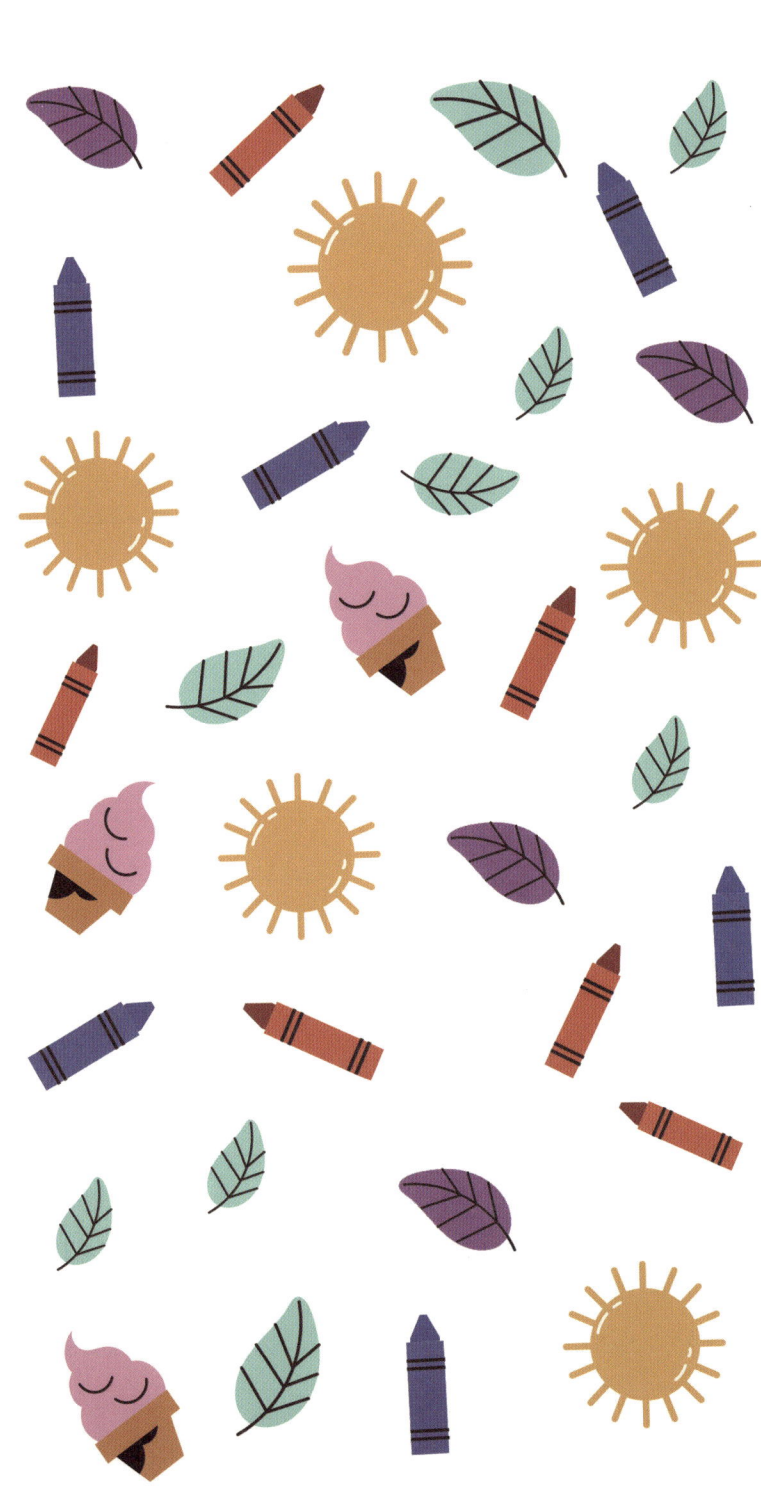

56

점선 따라 그리고 색칠하기

날짜: 년 월 일 요일 이름:

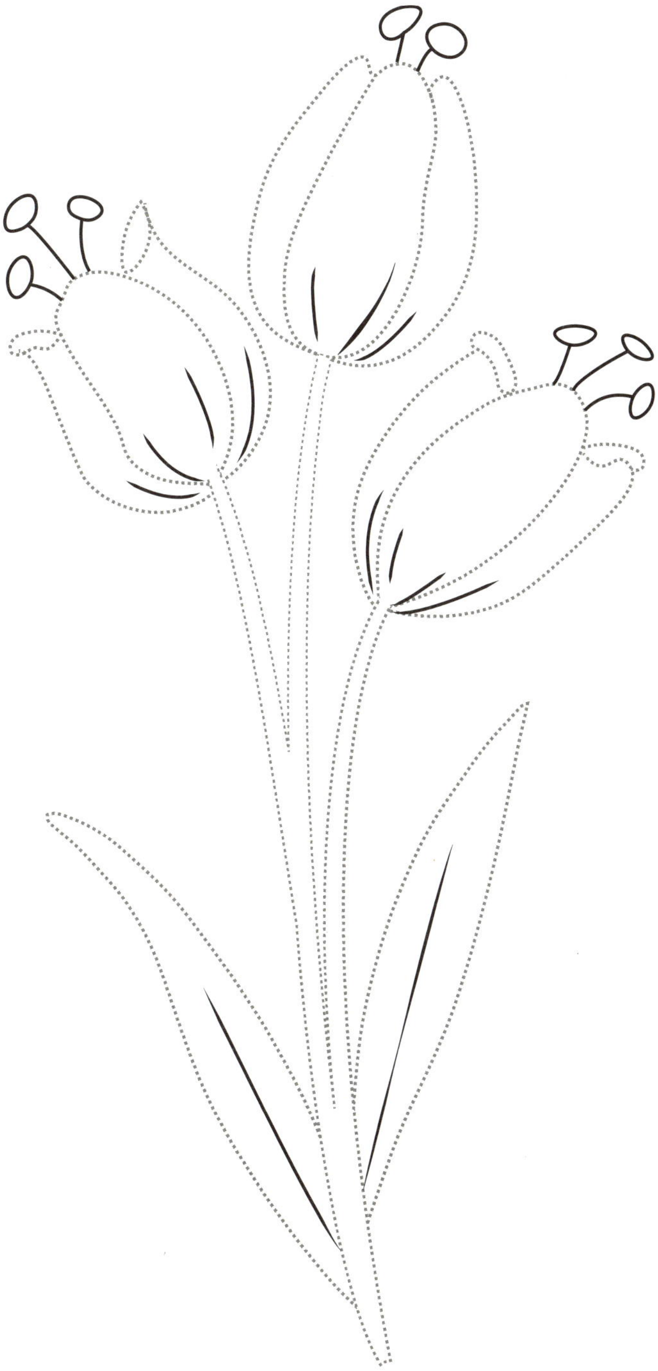

57

관계 있는 것끼리 연결하기

날짜:　　년　월　일　요일　　이름:

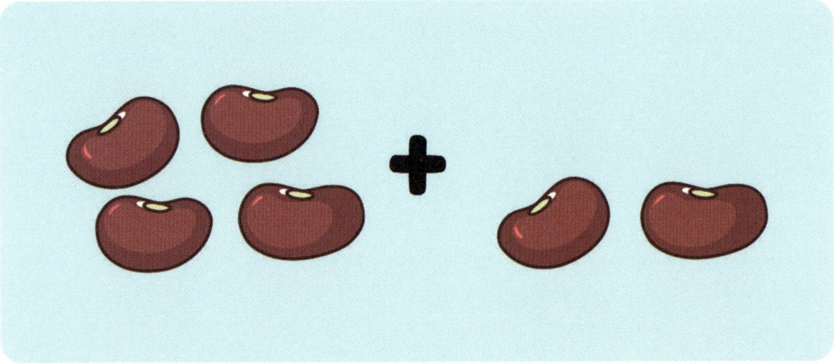

- 🫘🫘🫘🫘 **+** 🫘🫘　•　　•　7

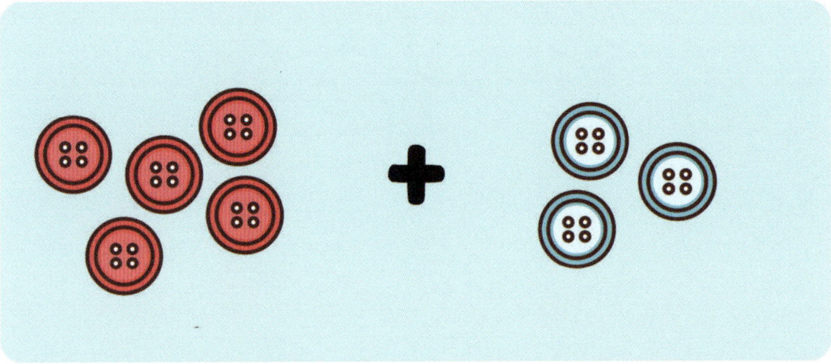

- 🔴🔴🔴🔴🔴 **+** ⚪⚪⚪　•　　•　2

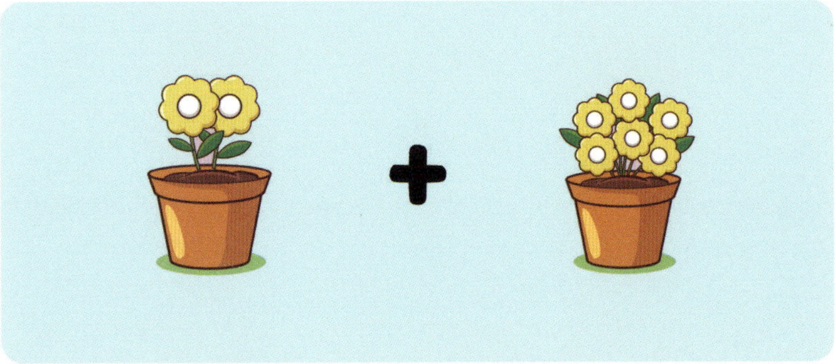

- 🌼 **+** 💐　•　　•　8

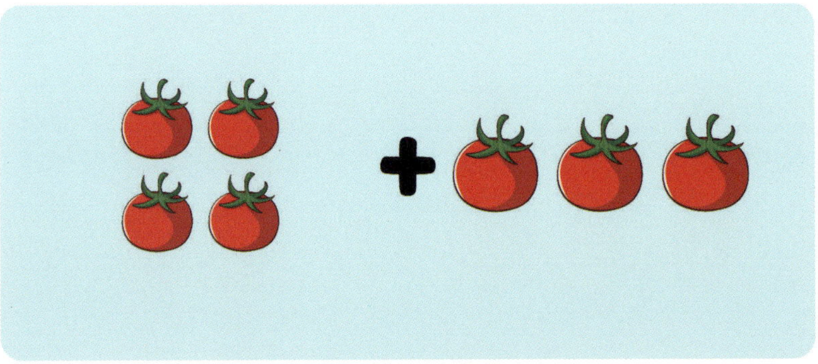

- 🍅🍅🍅🍅 **+** 🍅🍅🍅　•　　•　6

58 미로 찾기

날짜: 　년　월　일　요일　　이름:

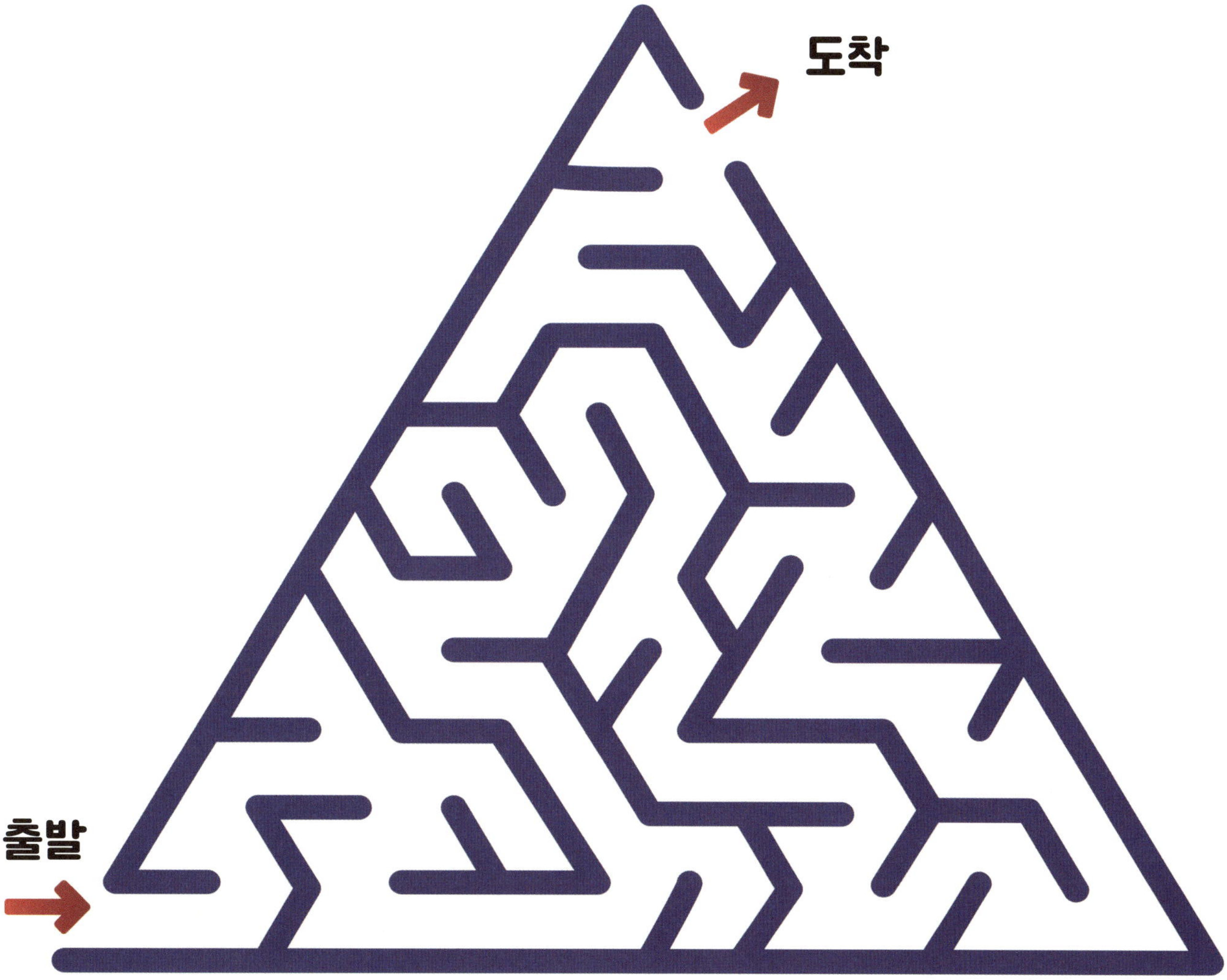

도착

출발

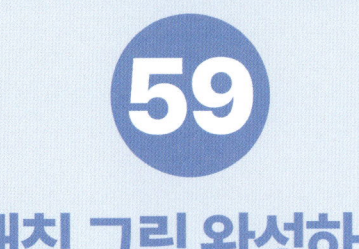

대칭 그림 완성하기

날짜: 년 월 일 요일 이름:

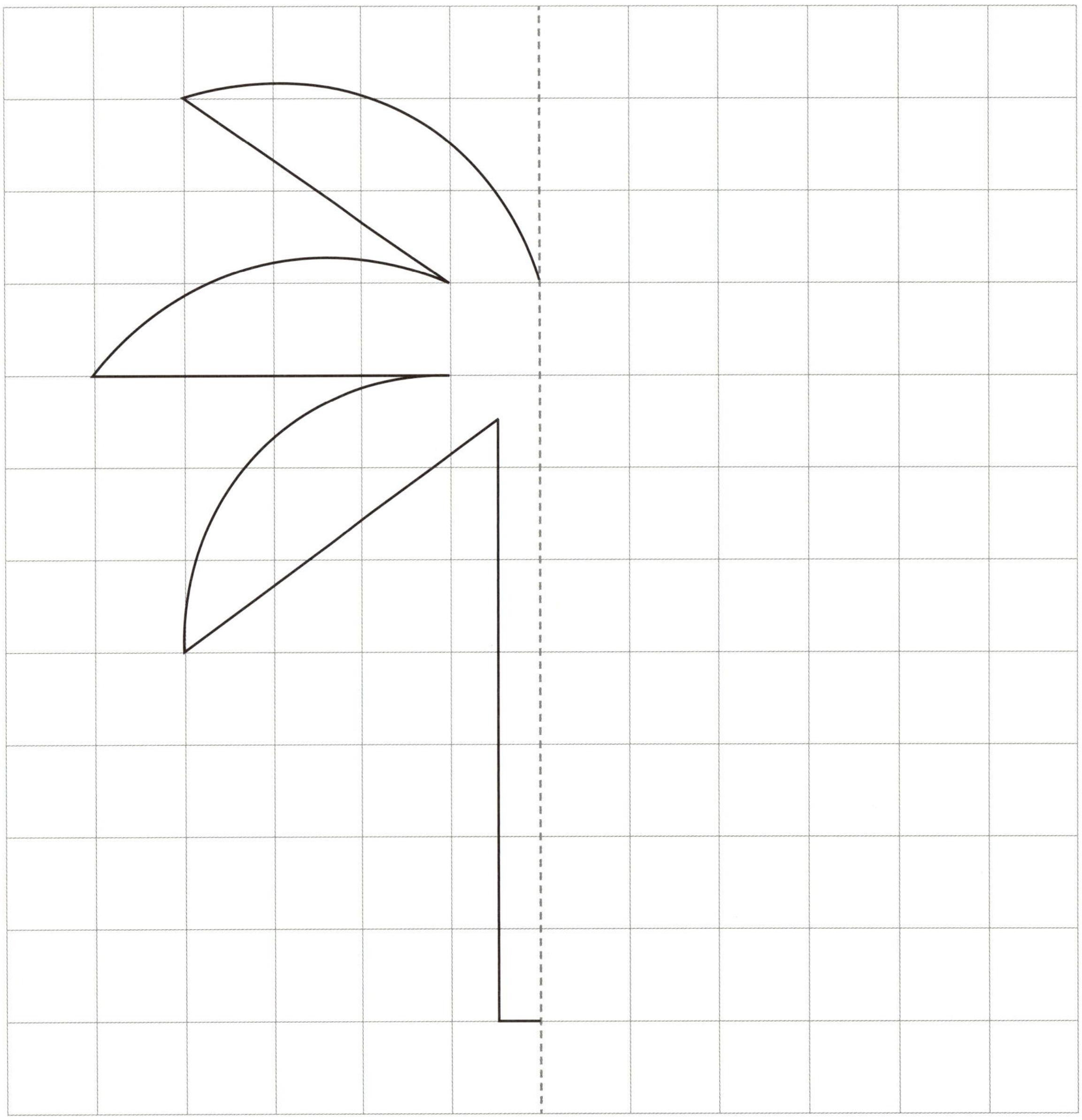

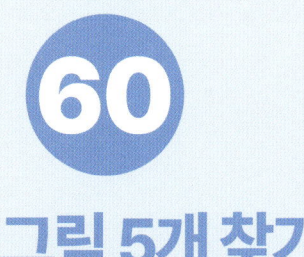

다른 그림 5개 찾기

날짜: 년   월   일   요일   이름:

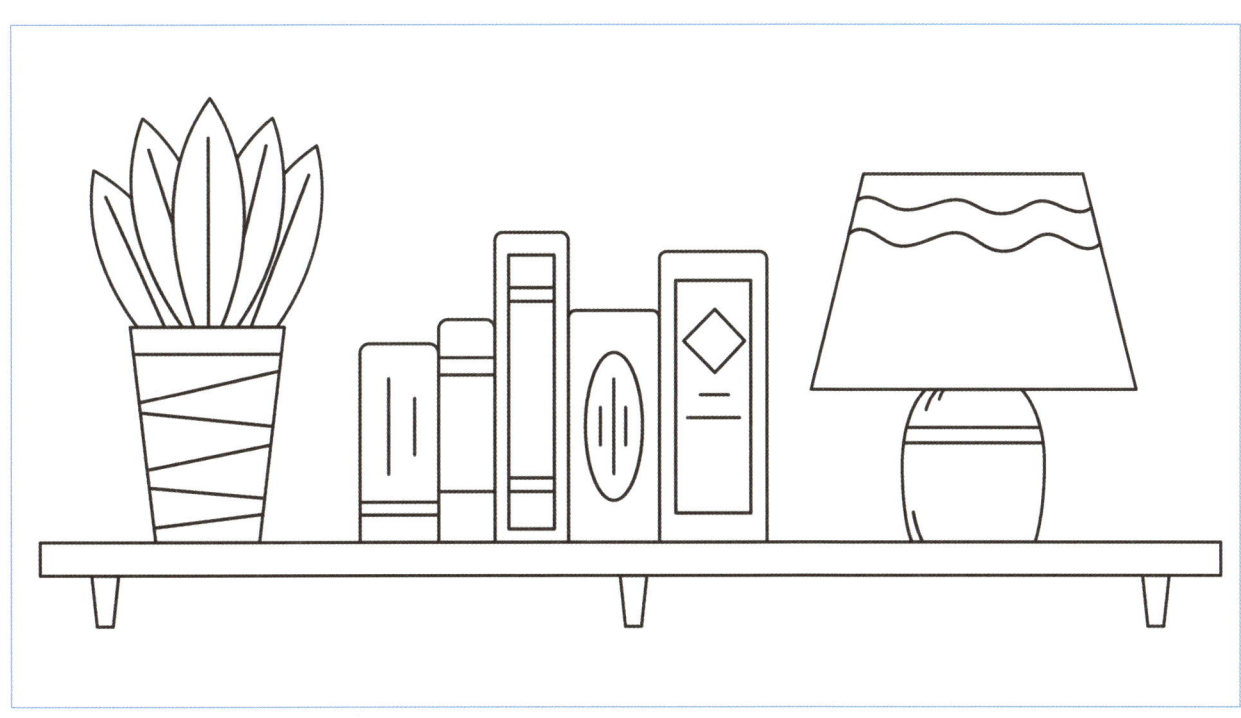

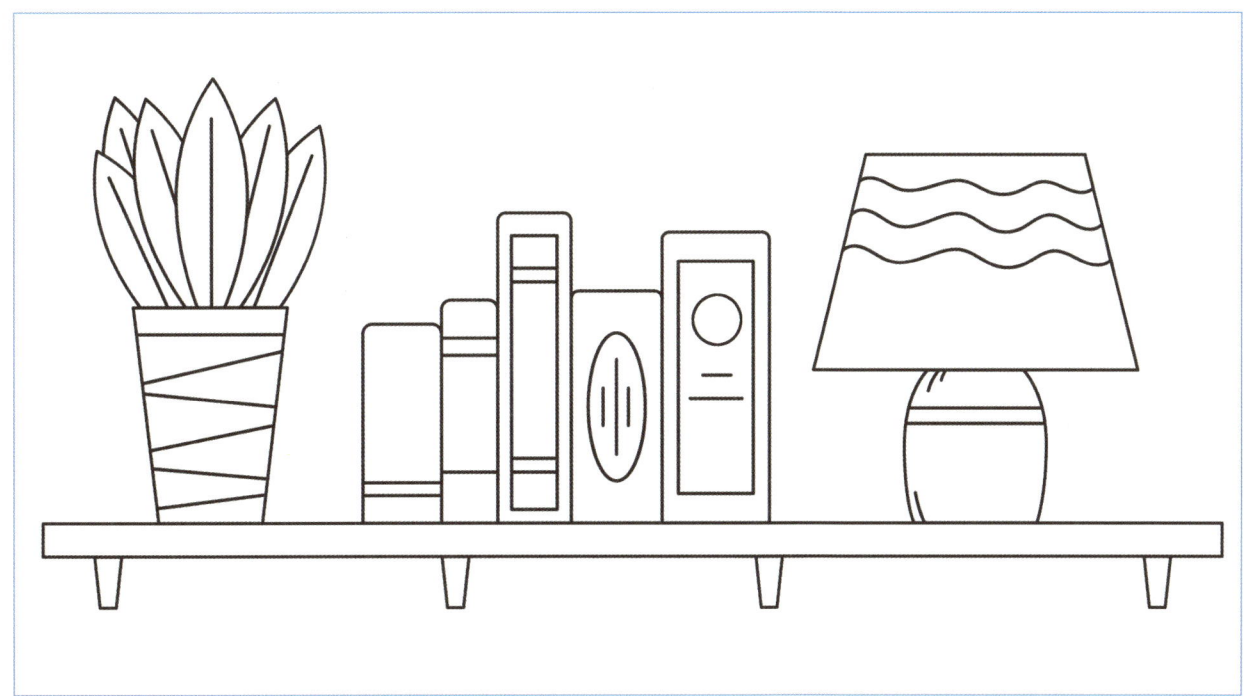

61
점선 따라 선 긋기

날짜: 년   월   일   요일   이름:

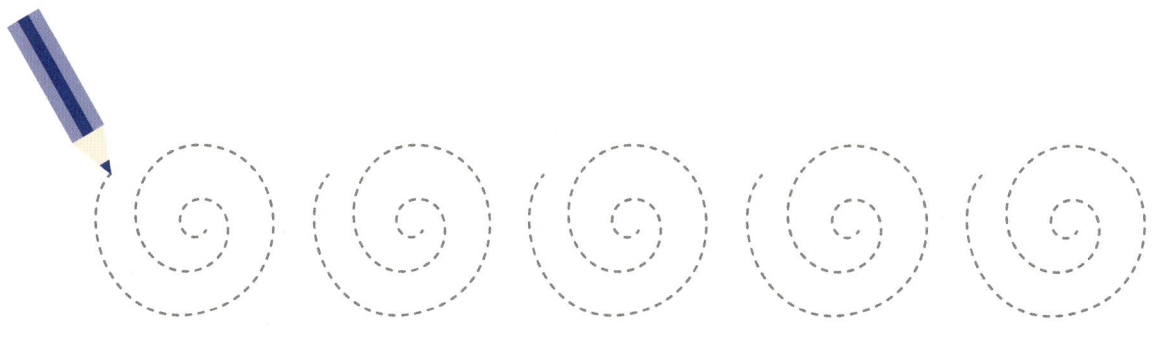

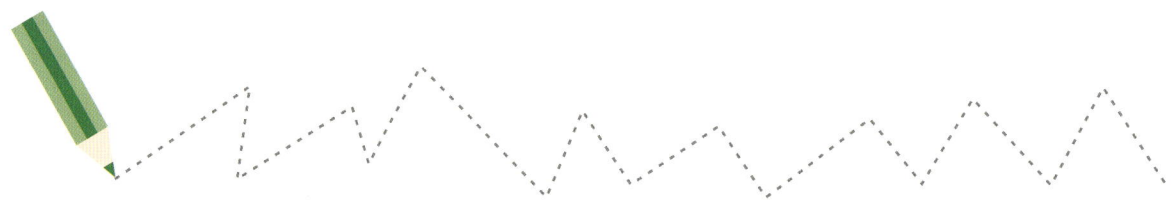

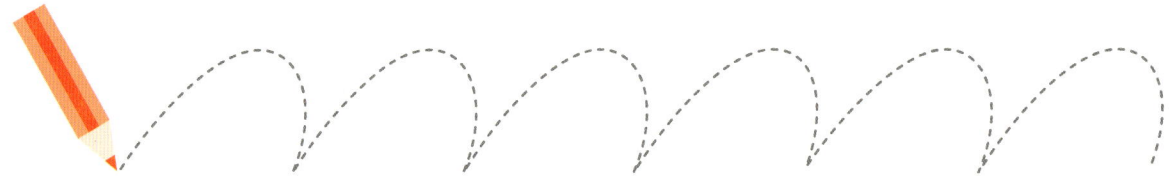

62 조건에 맞는 도형 색칠하기

날짜: 년 월 일 요일 **이름:**

보기 오각형 | 녹색

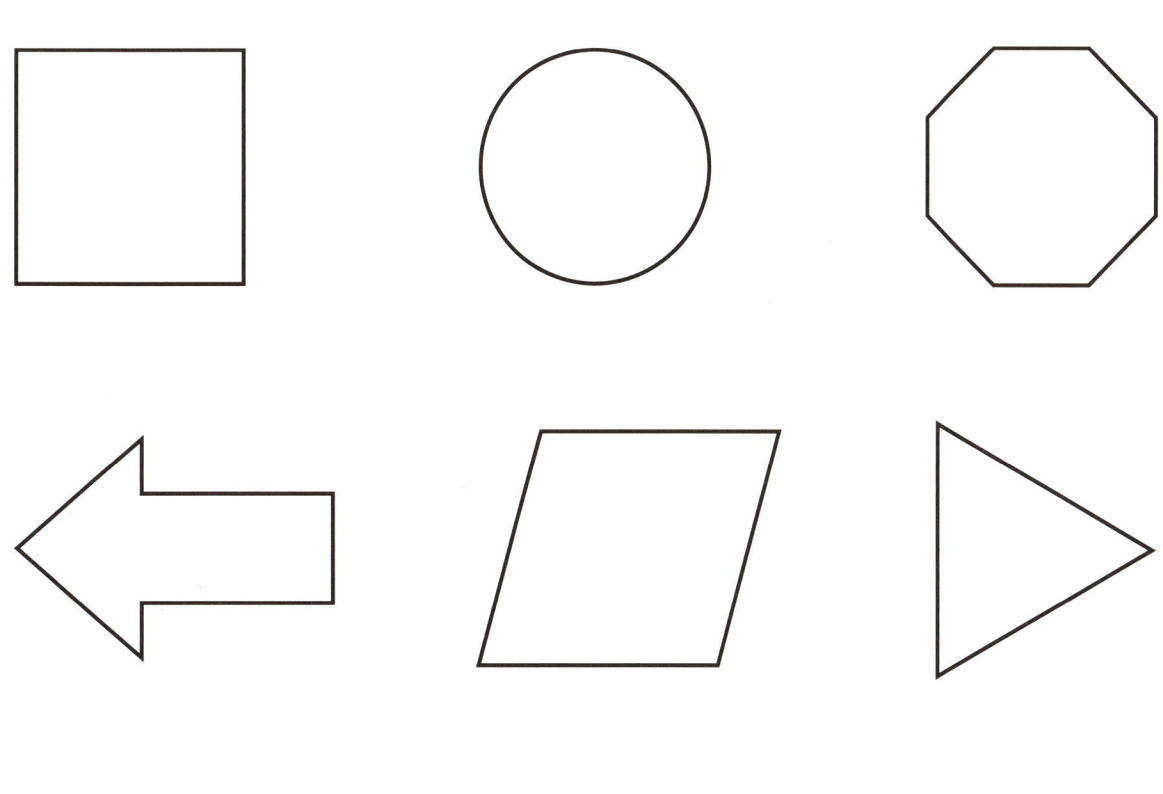

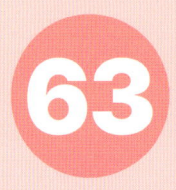

3개 연속 같은 그림 묶기

날짜: 　　년　월　일　요일　　이름:

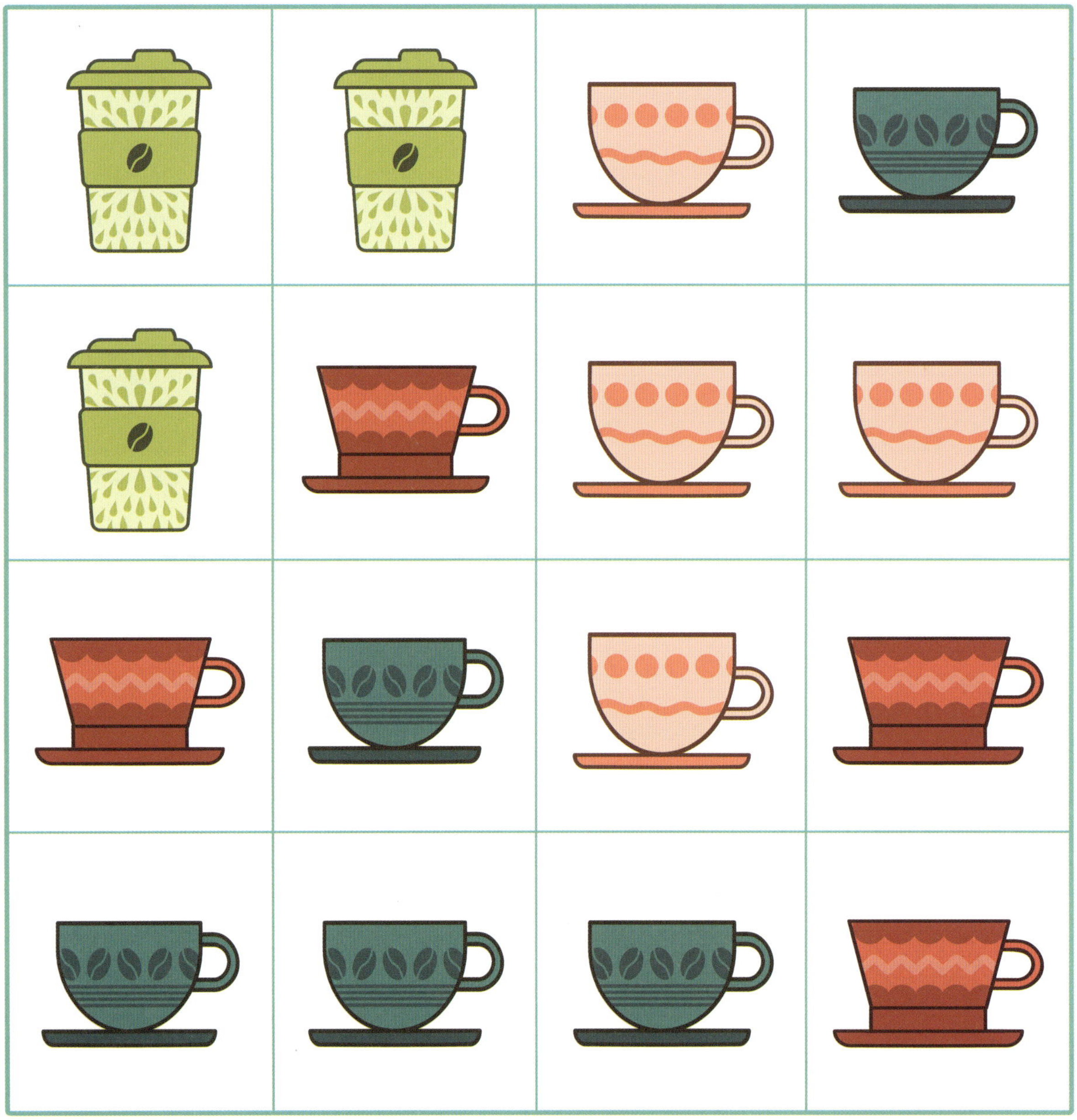

64
국기 칠하고 나라 이름 쓰기

날짜: 년   월   일   요일   이름:

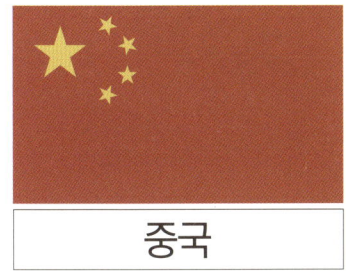
중국

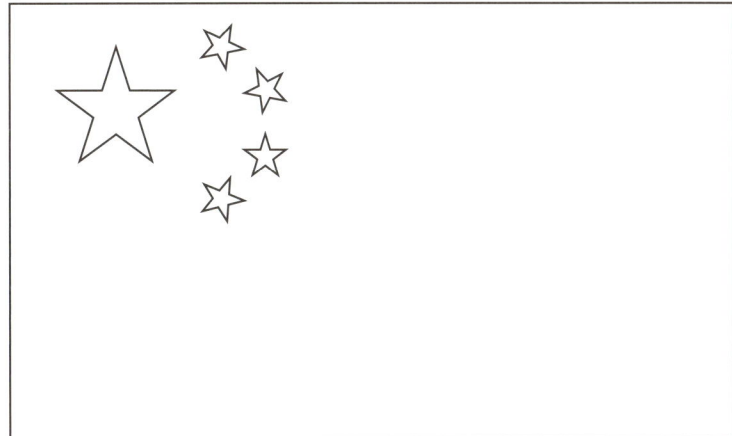
중 국

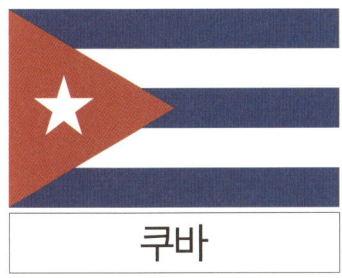
쿠바

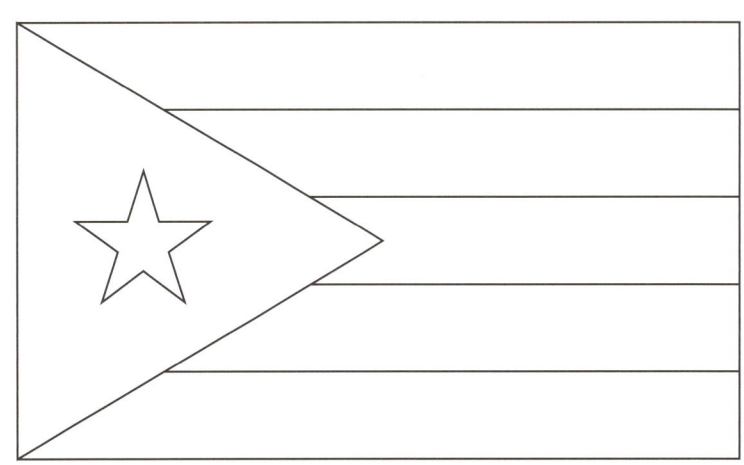
쿠 바

65
그림 개수 세기

날짜:　　　년　월　일　요일　　이름:

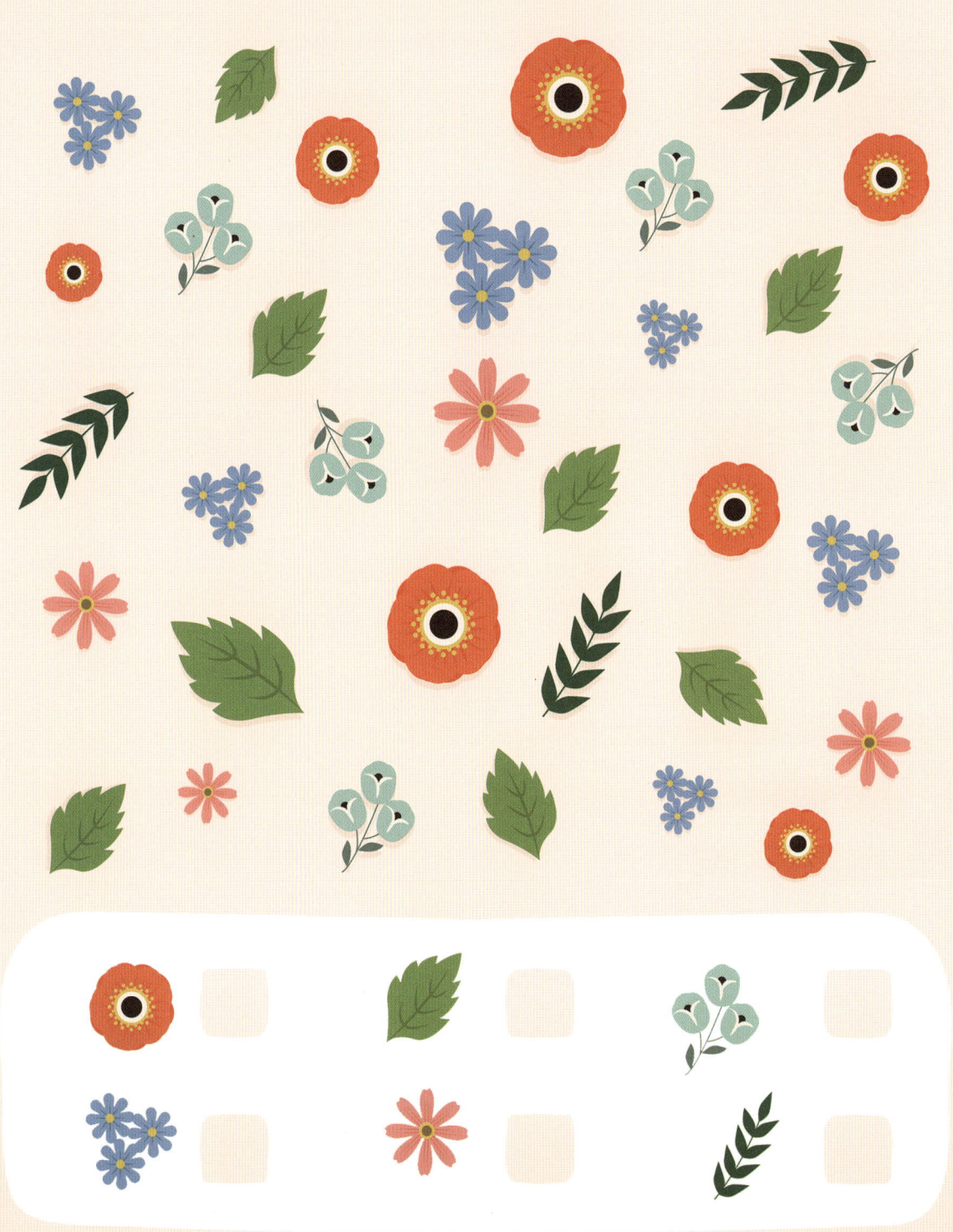

66

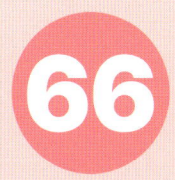

점선 따라 그리고 색칠하기

날짜: 년 월 일 요일 이름:

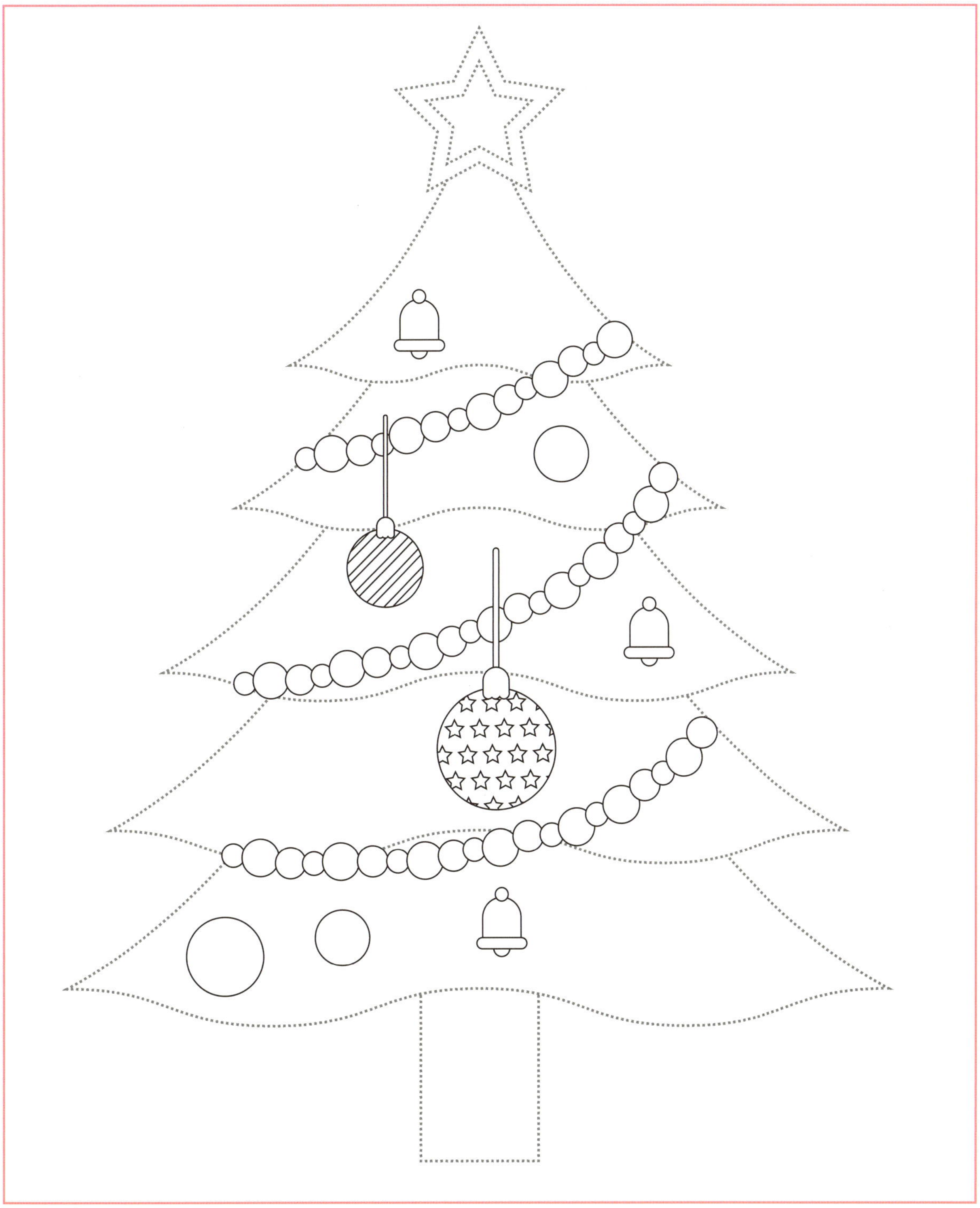

67
관계 있는 것끼리 연결하기

날짜: 년   월   일   요일   이름:

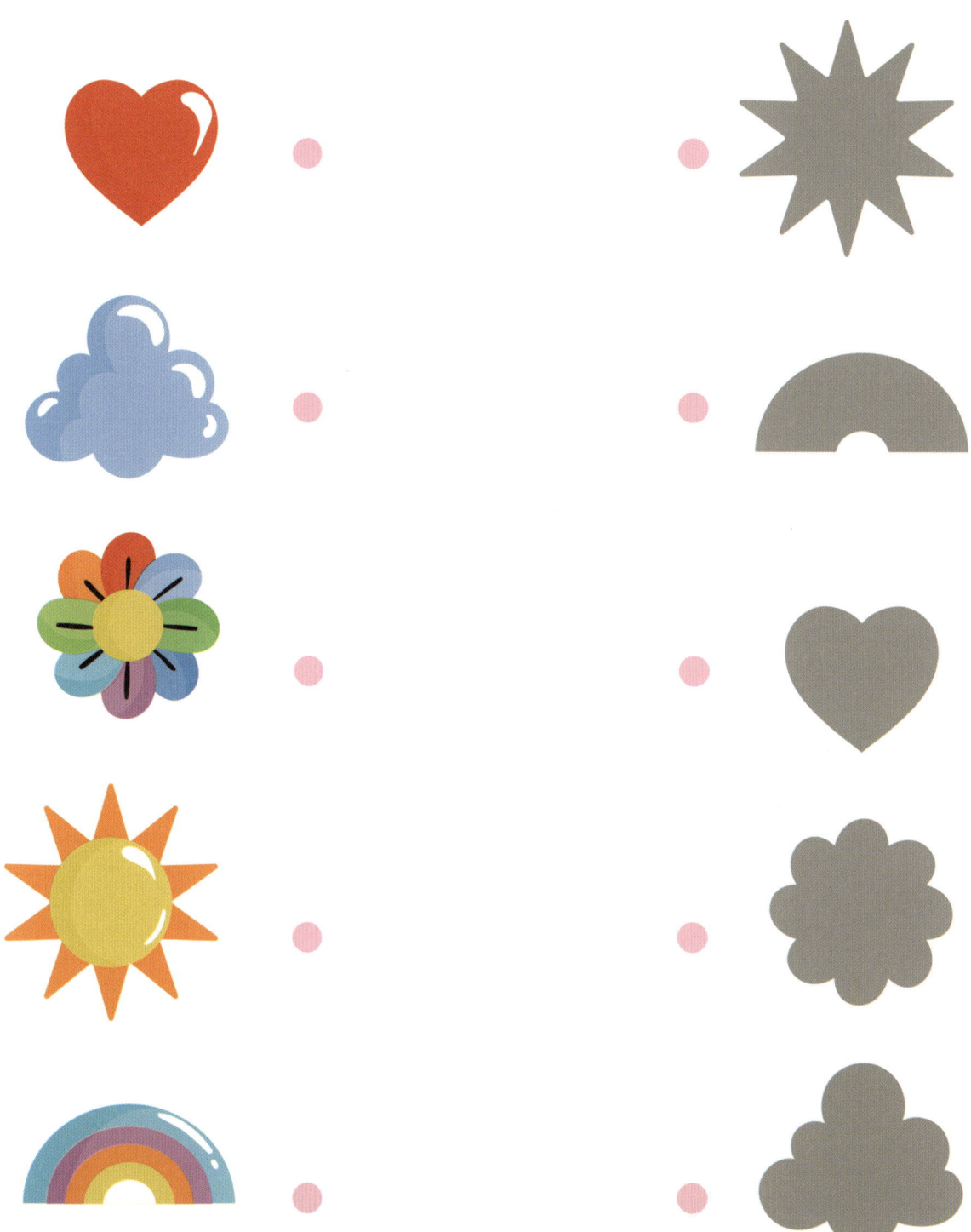

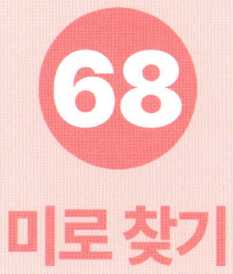
미로 찾기

날짜: 　　년　월　일　요일　　이름:

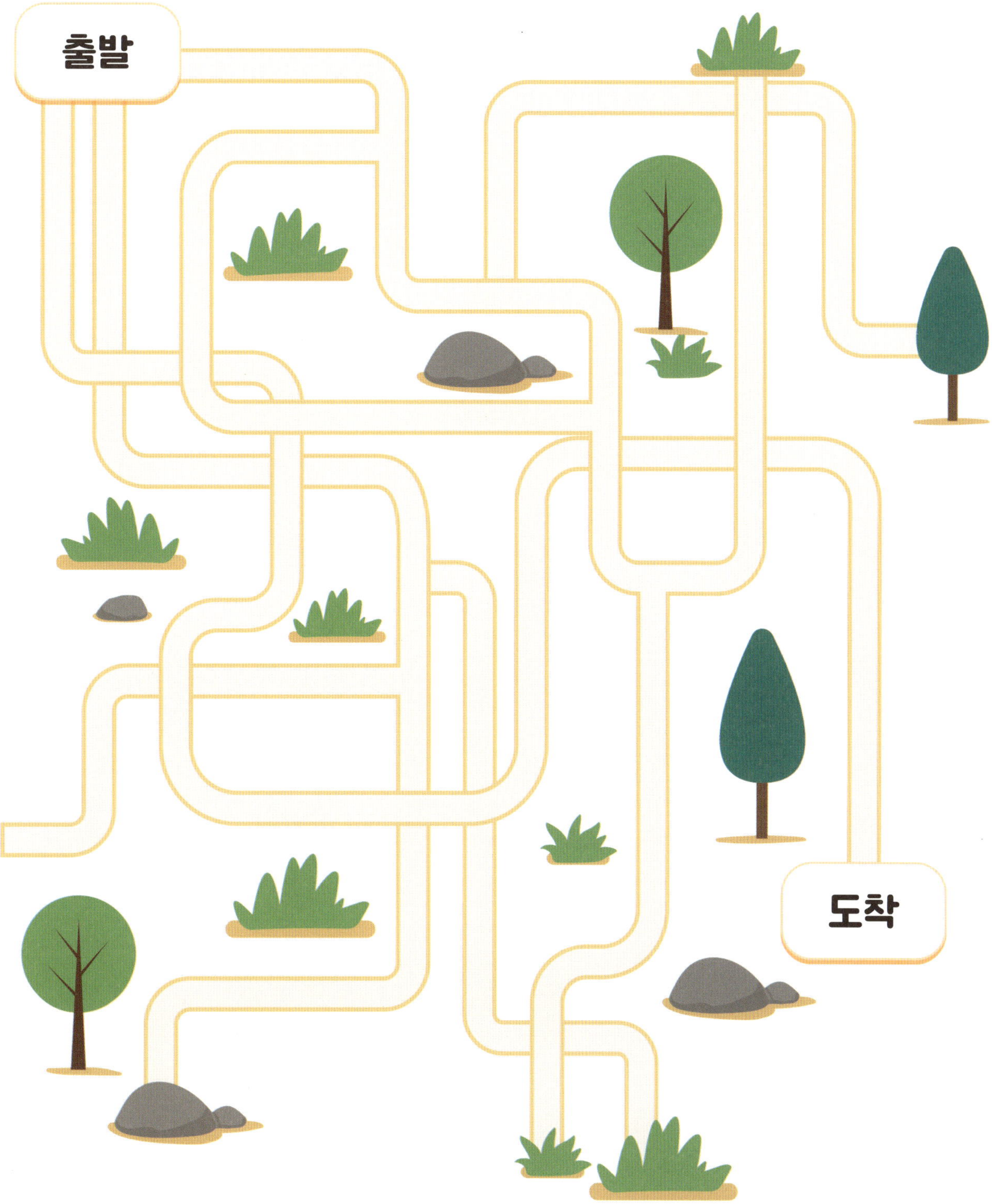

69
대칭 그림 완성하기

날짜:　　　년　월　일　요일　　이름:

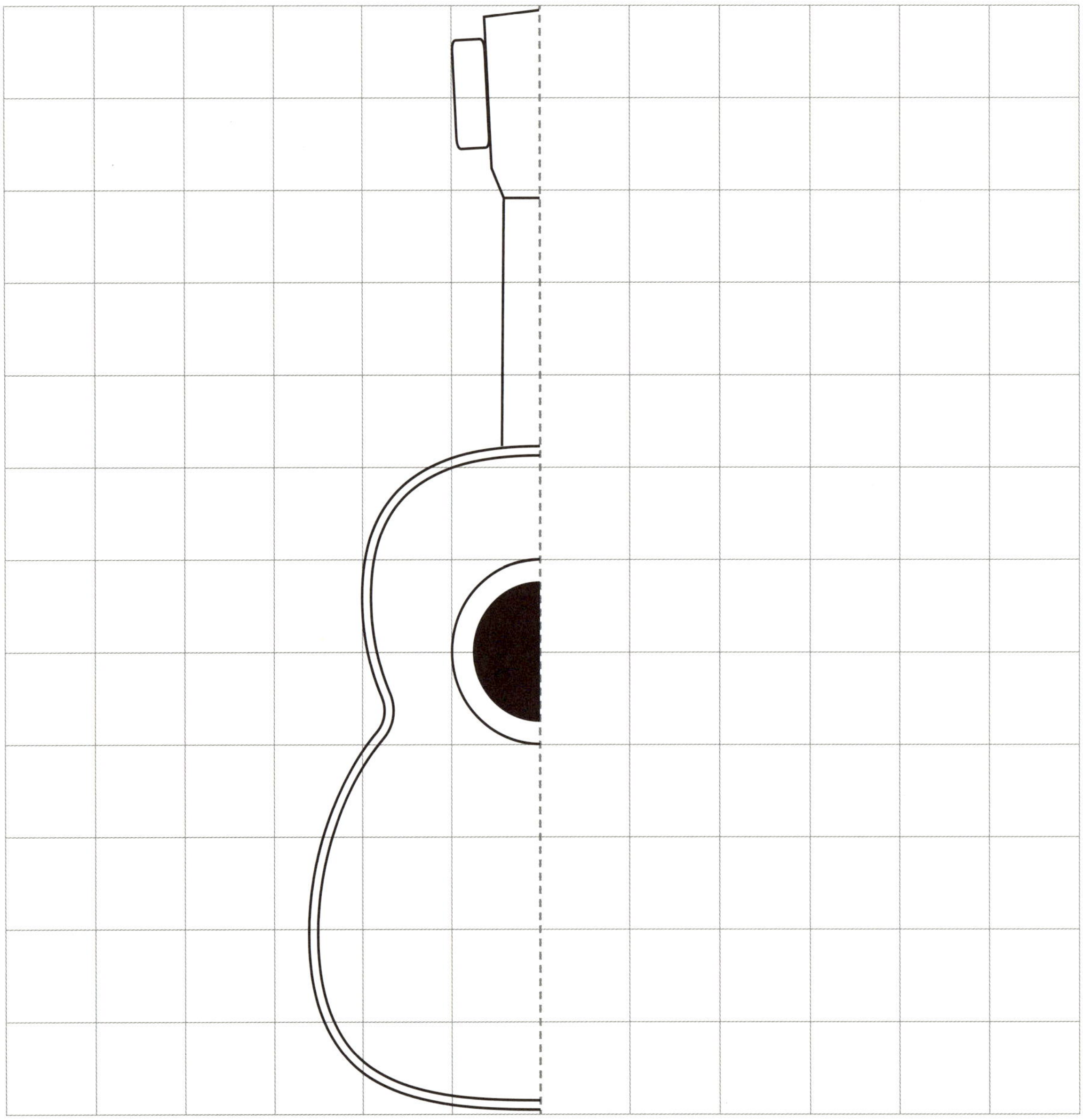

70 다른 그림 5개 찾기

날짜: 년 월 일 요일 **이름:**

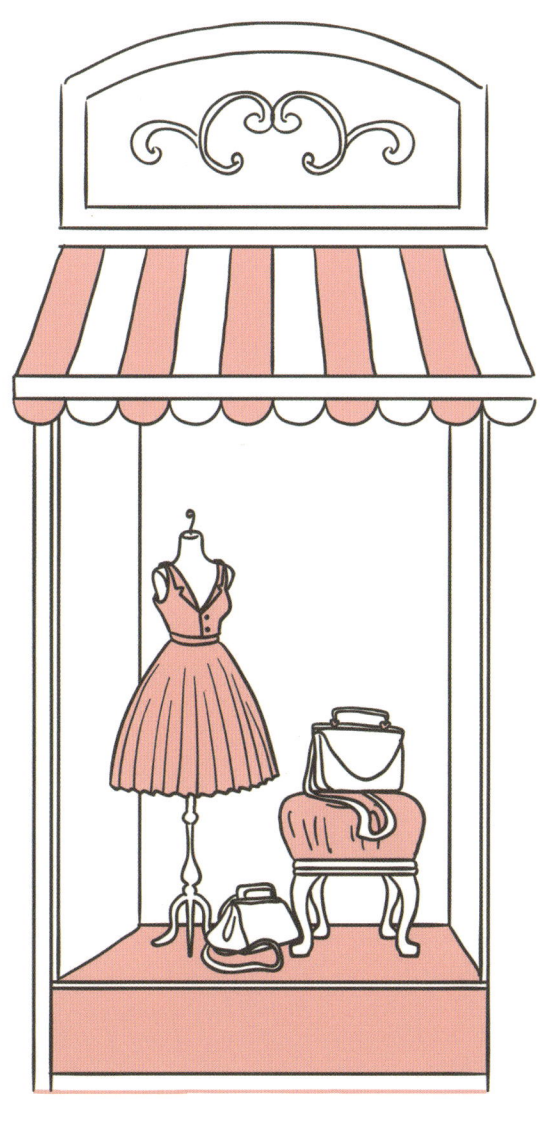
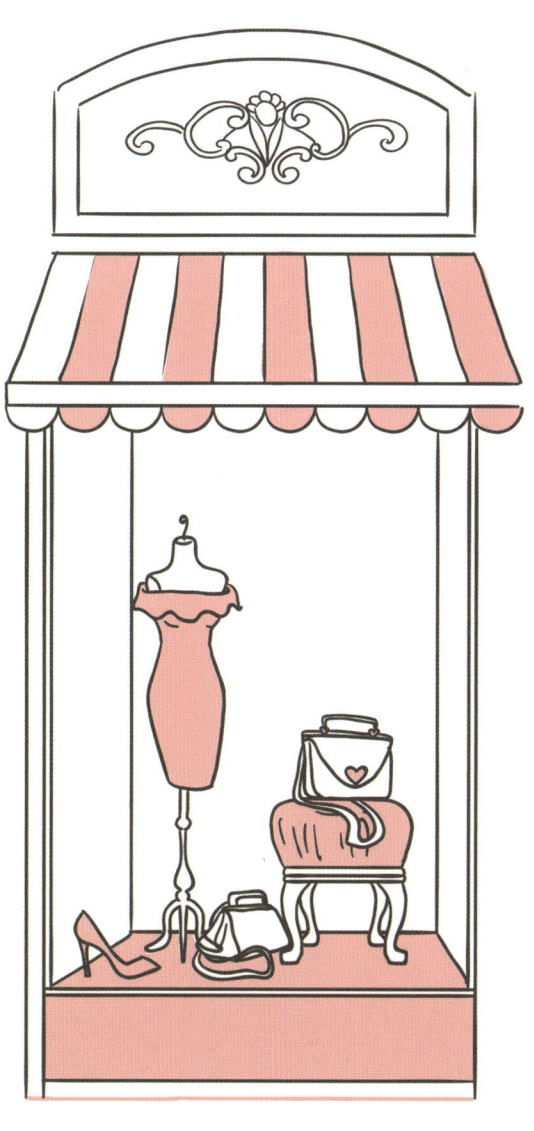

71
점선 따라 선 긋기

날짜: 년   월   일   요일   이름:

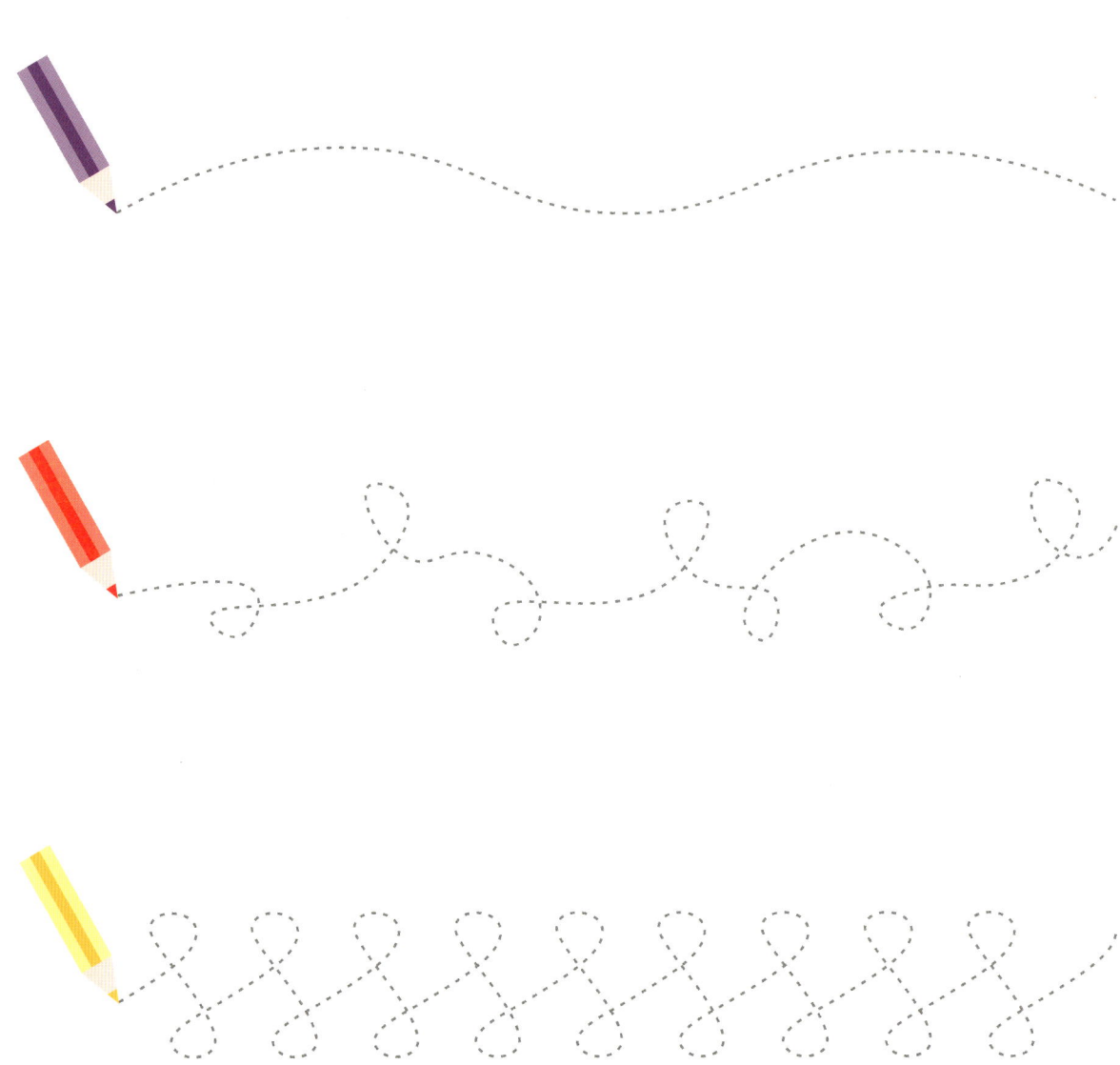

72
조건에 맞는 도형 색칠하기

날짜:　　년　월　일　요일　　이름:

보기
삼각형 | 검정색

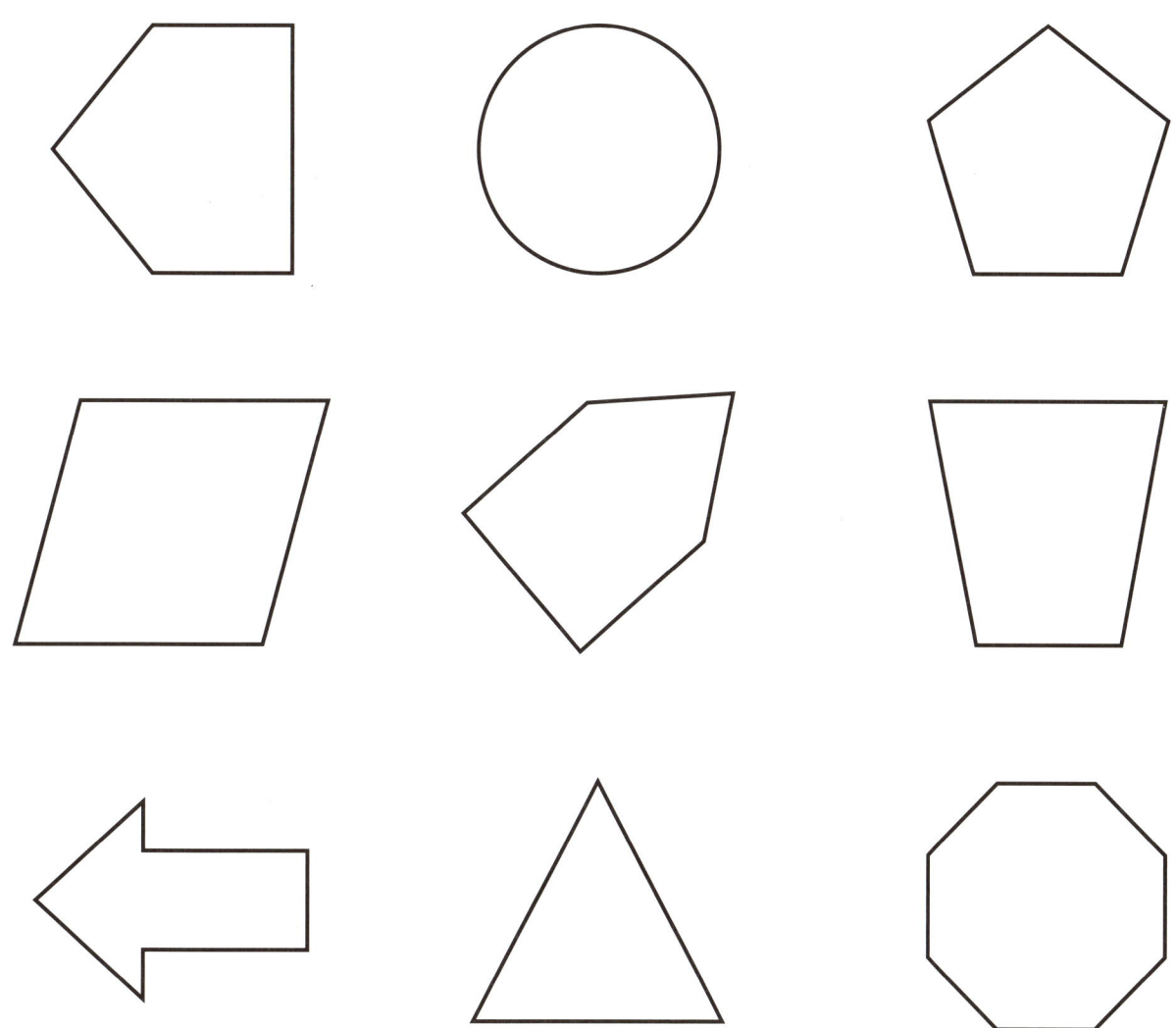

73
3개 연속 같은 그림 묶기

날짜:　　년　월　일　요일　　이름:

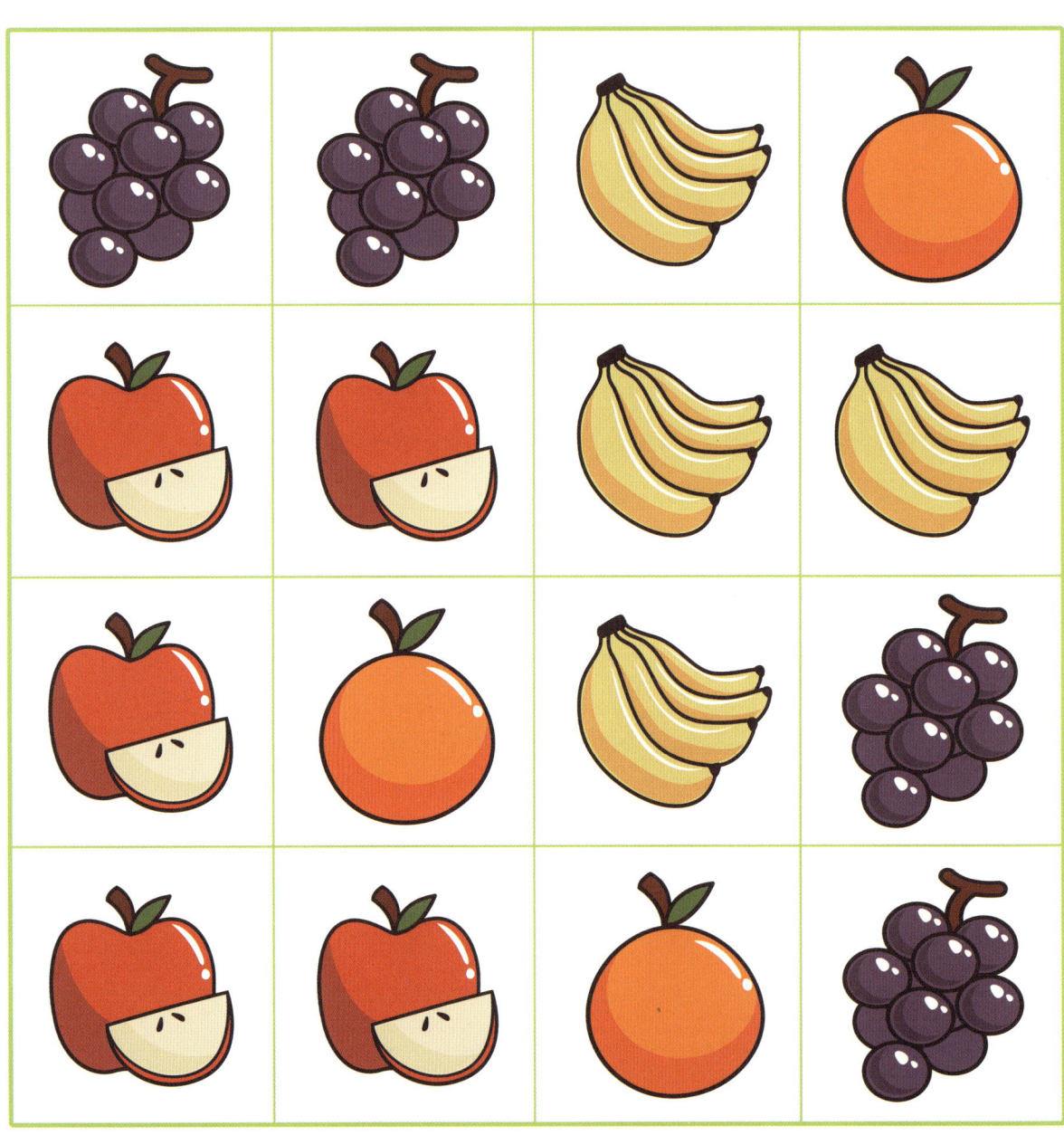

74
국기 칠하고 나라 이름 쓰기

날짜: 년   월   일   요일   이름:

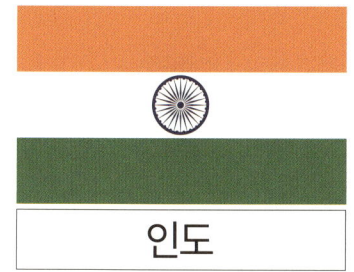
인도

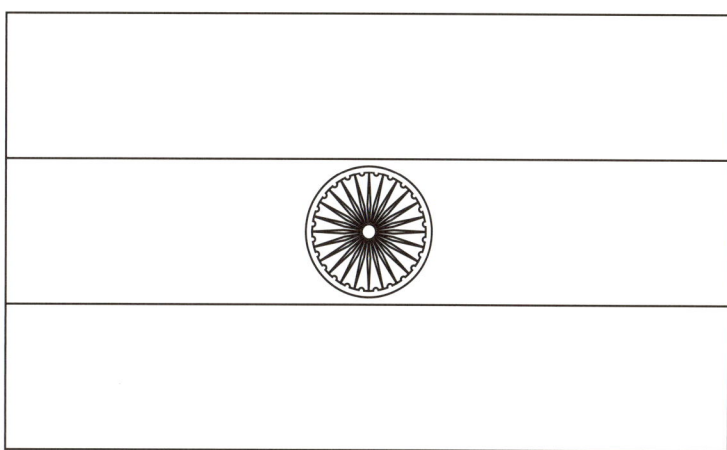

인 도

태국

태 국

75
그림 개수 세기

날짜: 년 월 일 요일   이름:

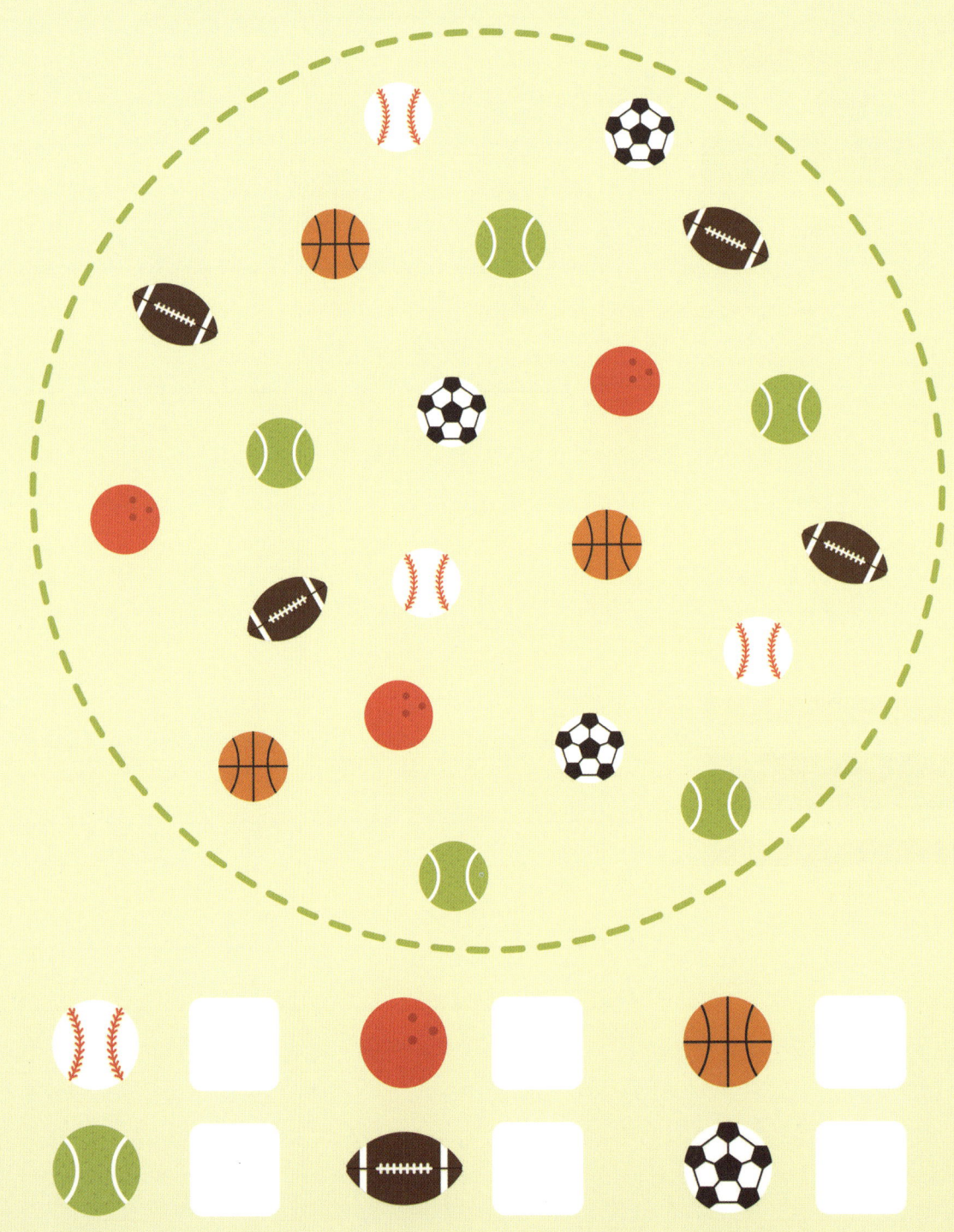

76
점선 따라 그리고 색칠하기

날짜:　　　년　월　일　요일　　이름:

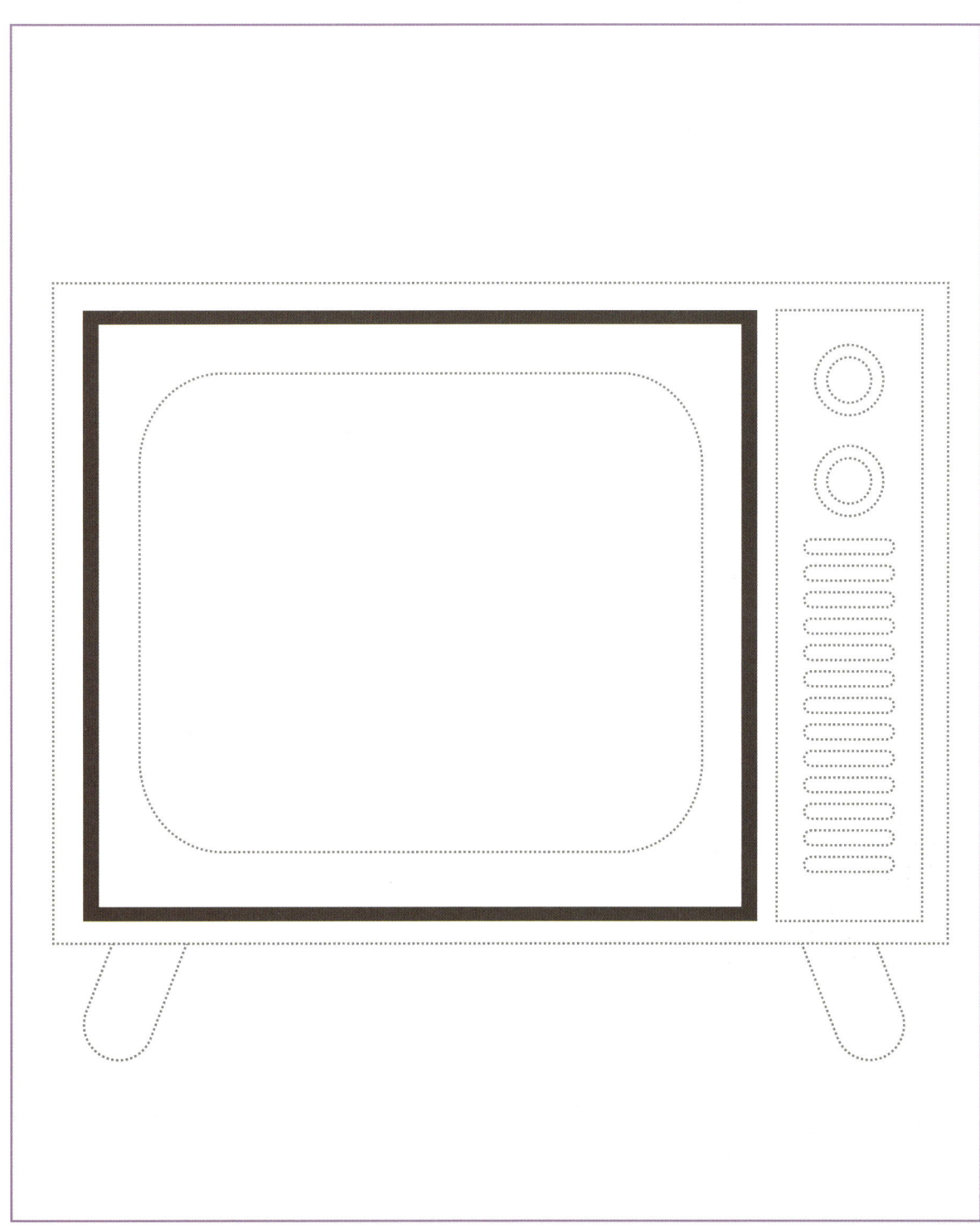

77
관계 있는 것끼리 연결하기

날짜: 년 월 일 요일 이름:

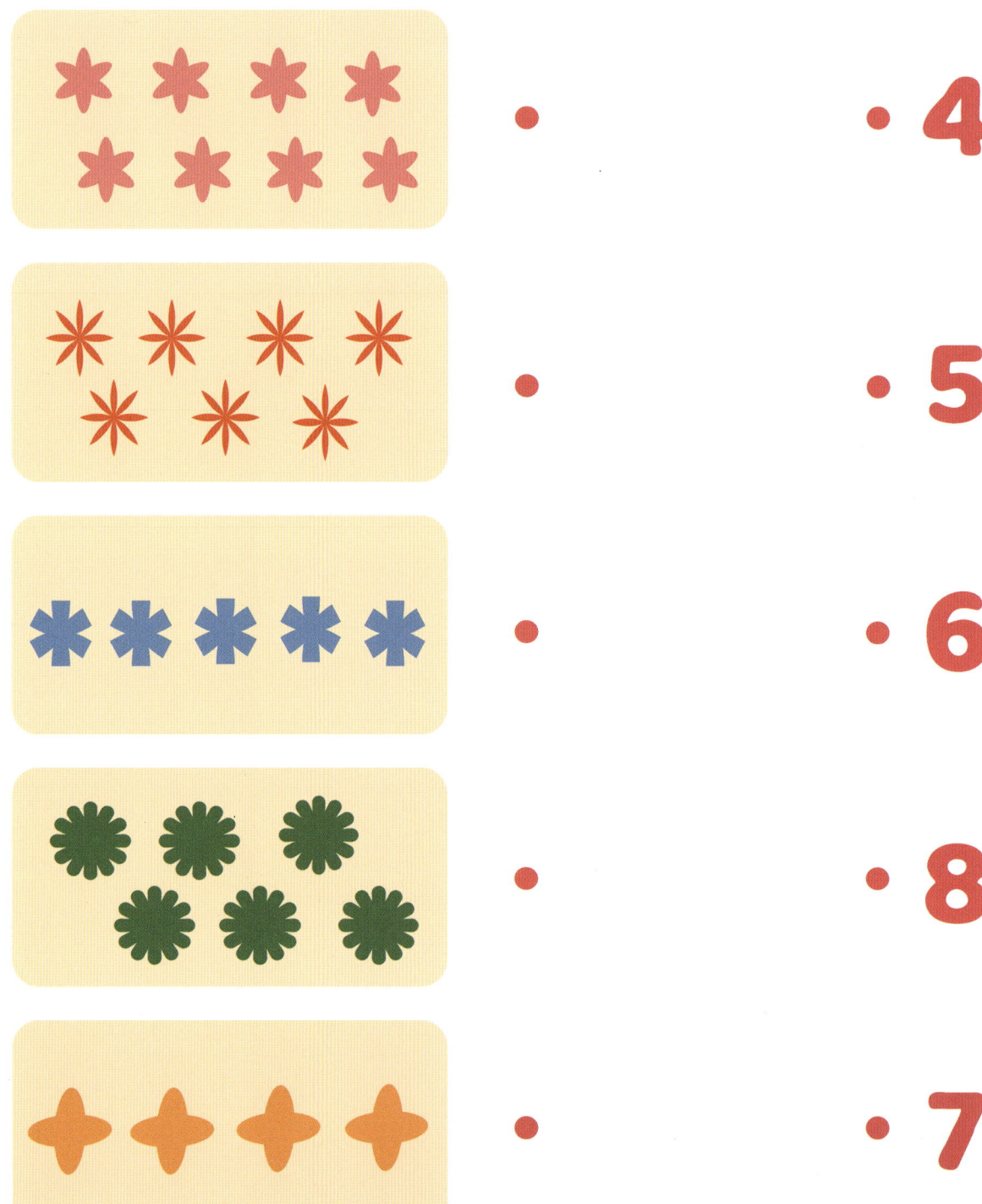

78
미로 찾기

날짜: 년   월   일   요일   이름:

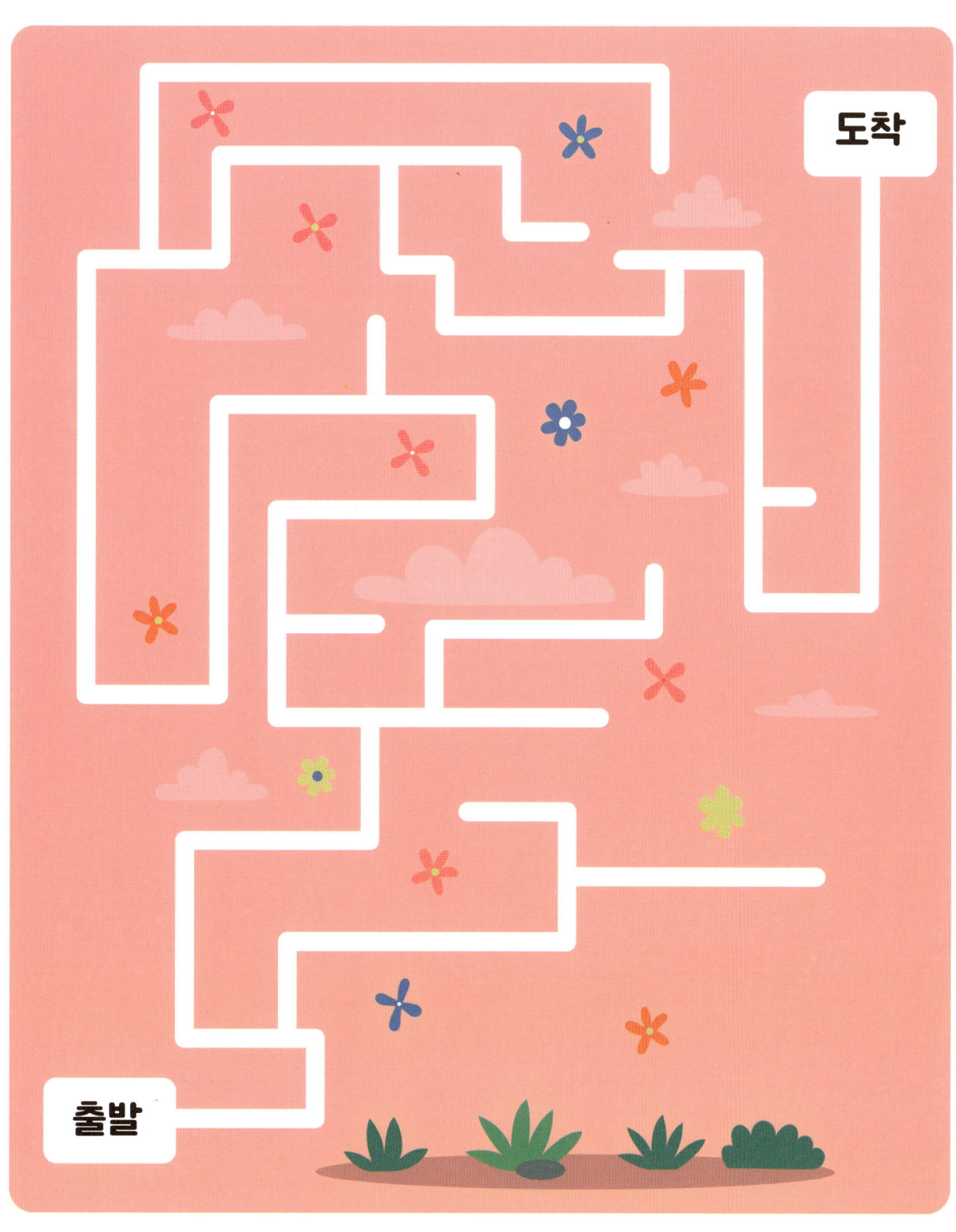

79

대칭 그림 완성하기

날짜: 년 월 일 요일 **이름:**

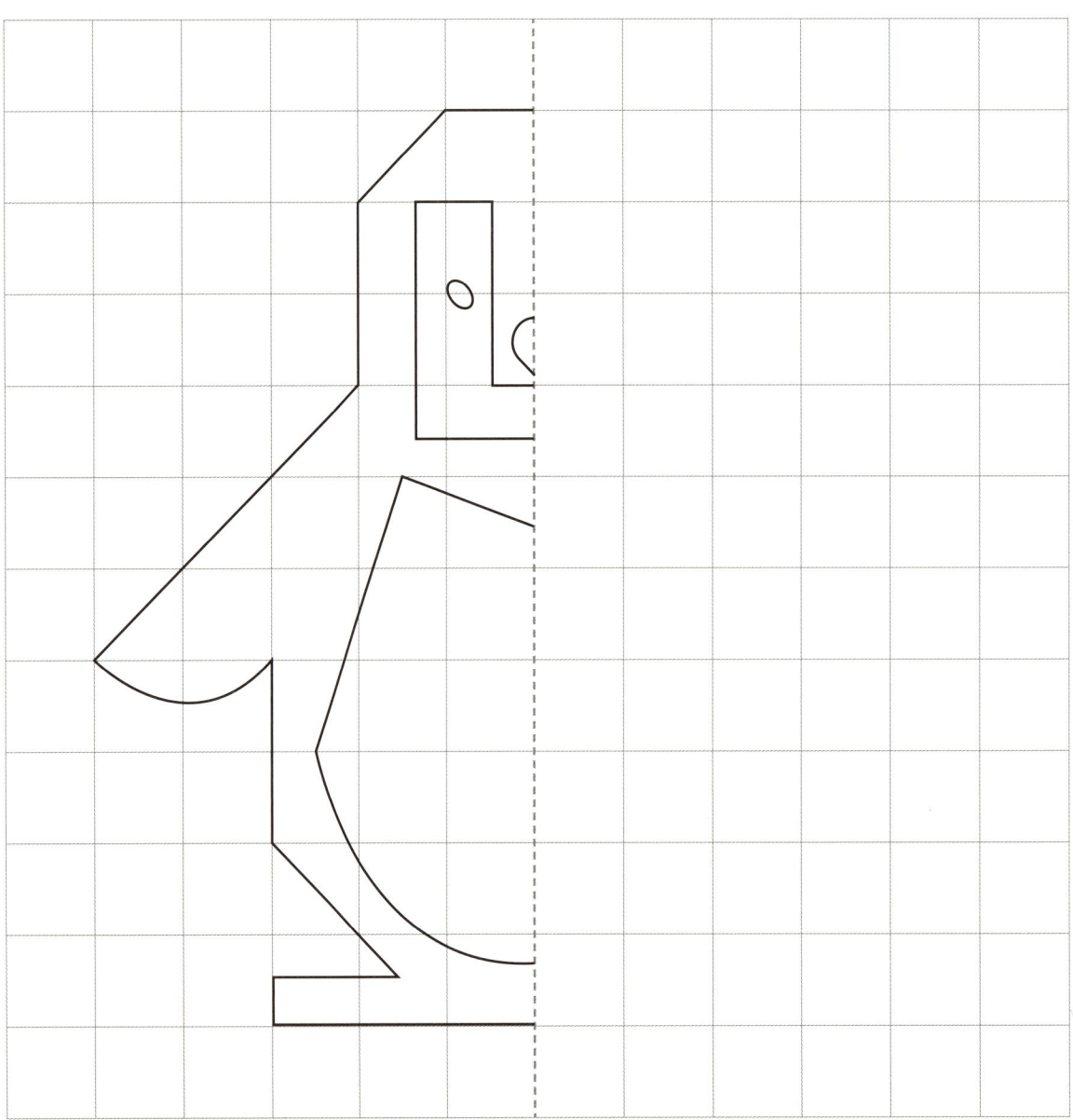

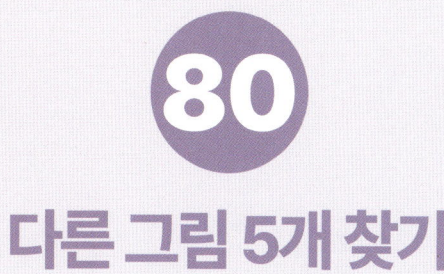

다른 그림 5개 찾기

날짜: 년   월   일   요일   이름:

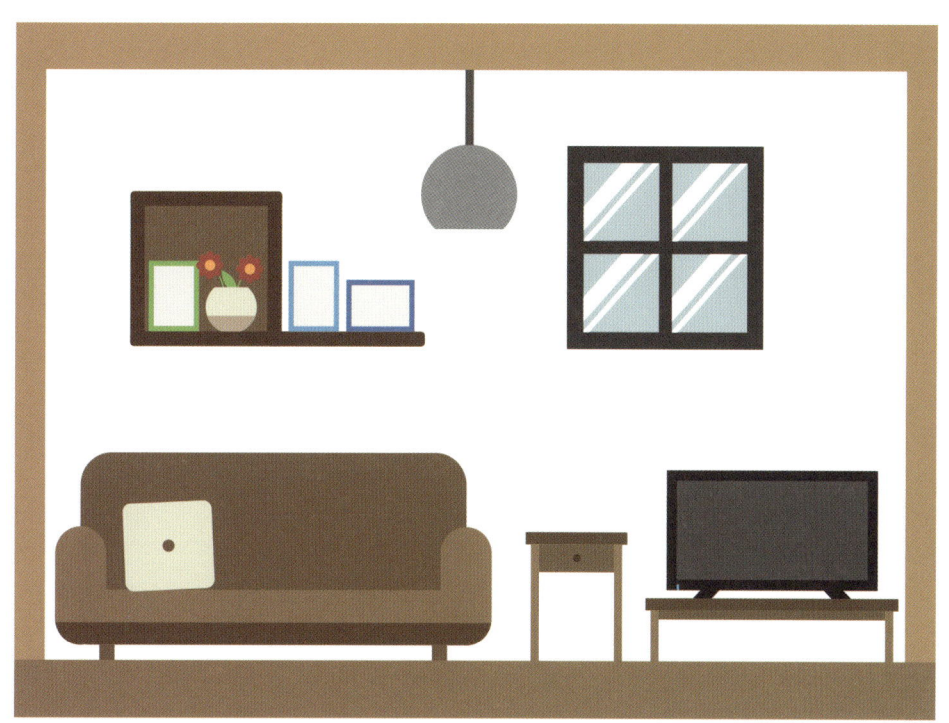

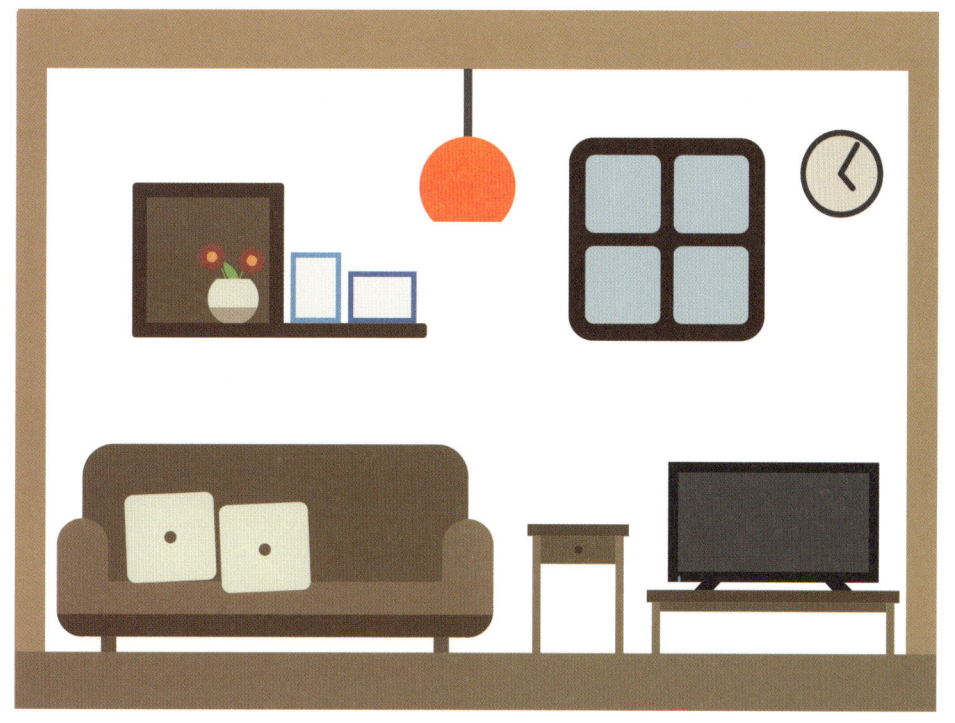

점선 따라 선 긋기

날짜: 년   월   일   요일   이름:

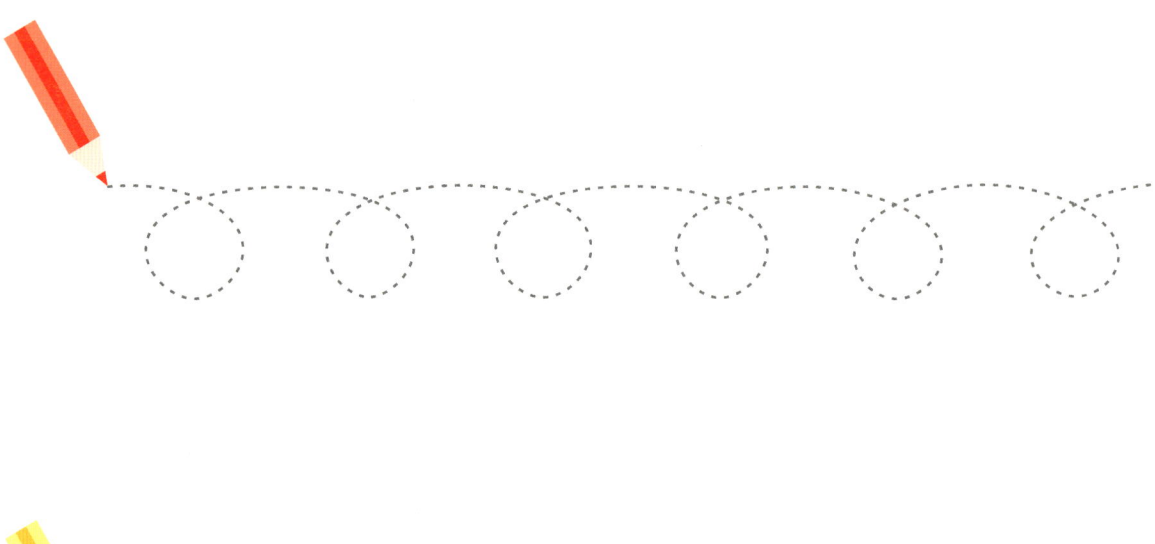

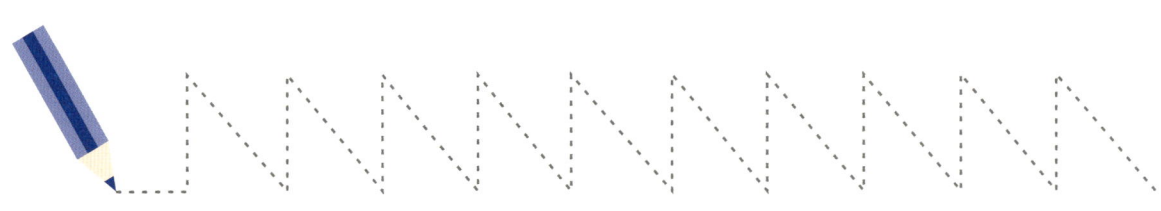

82
조건에 맞는 도형 색칠하기

날짜:　　　년　월　일　요일　　이름:

보기
사각형 | 주황색

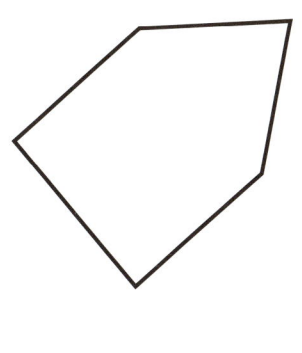

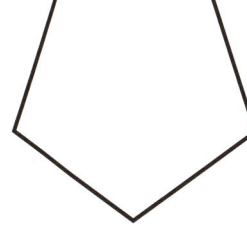
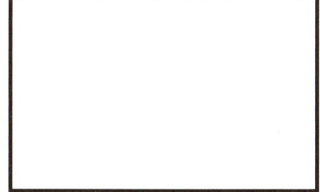
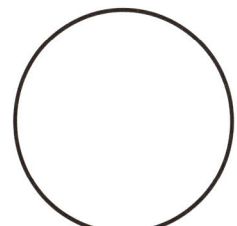
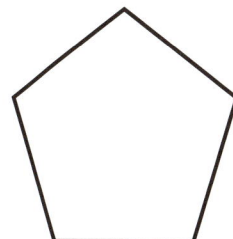
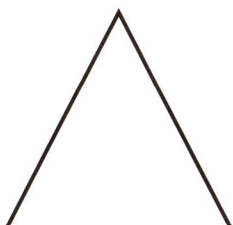
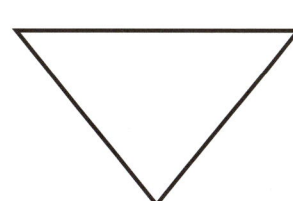
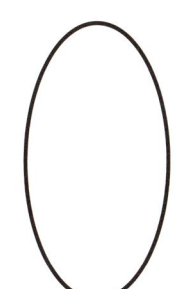

 3개 연속 같은 그림 묶기

날짜: 년 월 일 요일　　**이름:**

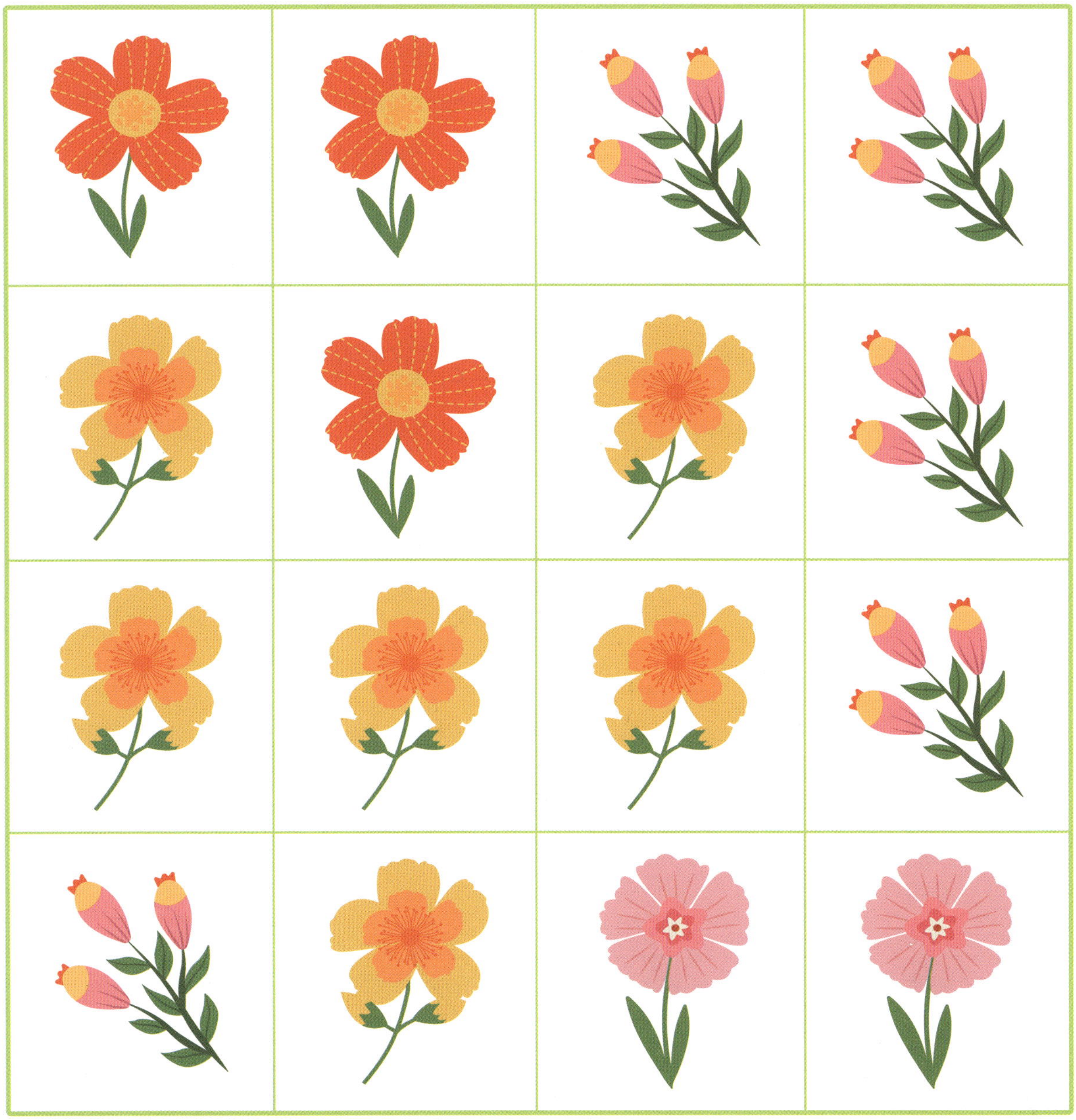

국기 칠하고 나라 이름 쓰기

날짜: 년   월   일   요일   이름:

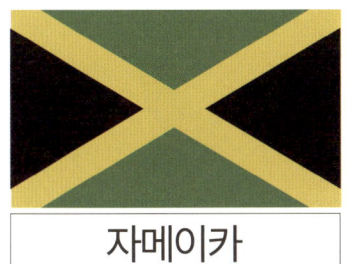

자메이카

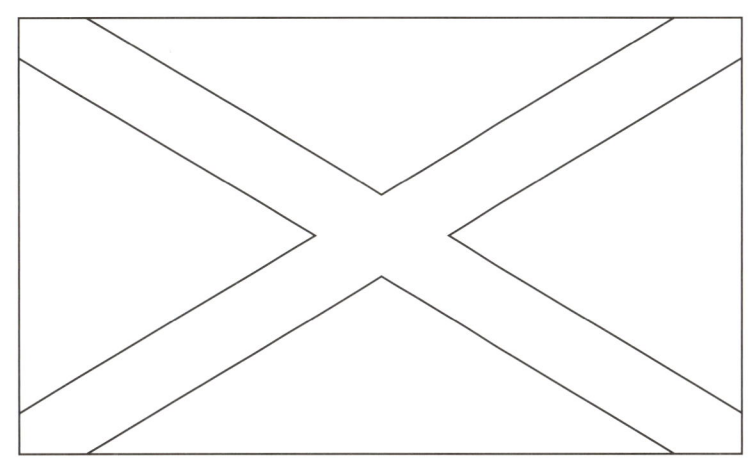

자 메 이 카

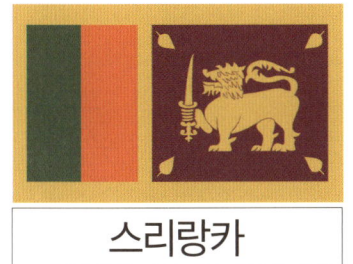

스리랑카

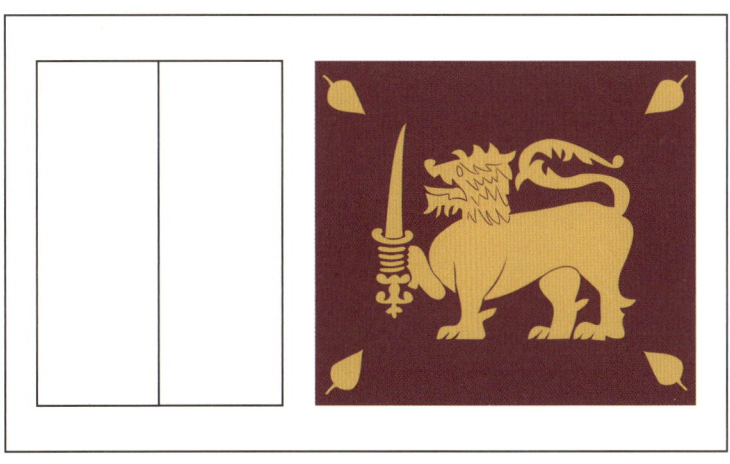

스 리 랑 카

그림 개수 세기

날짜:　　　년　월　일　요일　　이름:

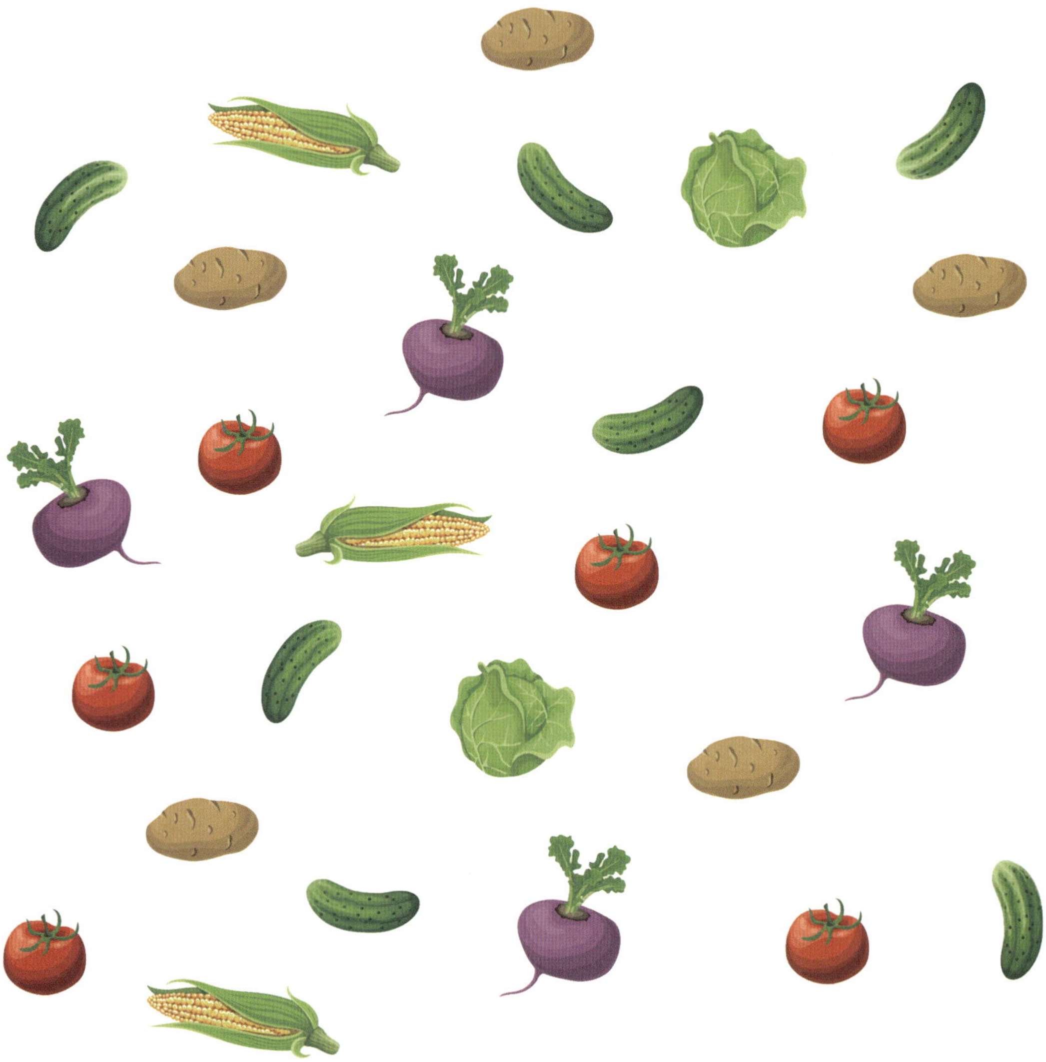

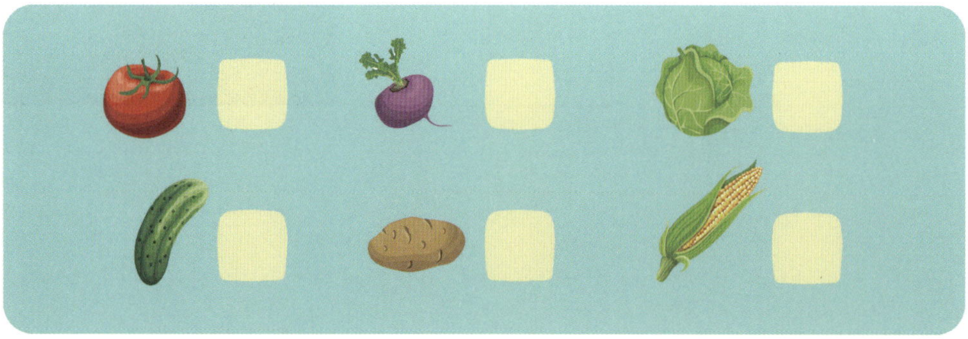

86 점선 따라 그리고 색칠하기

날짜:　　년　월　일　요일　　이름:

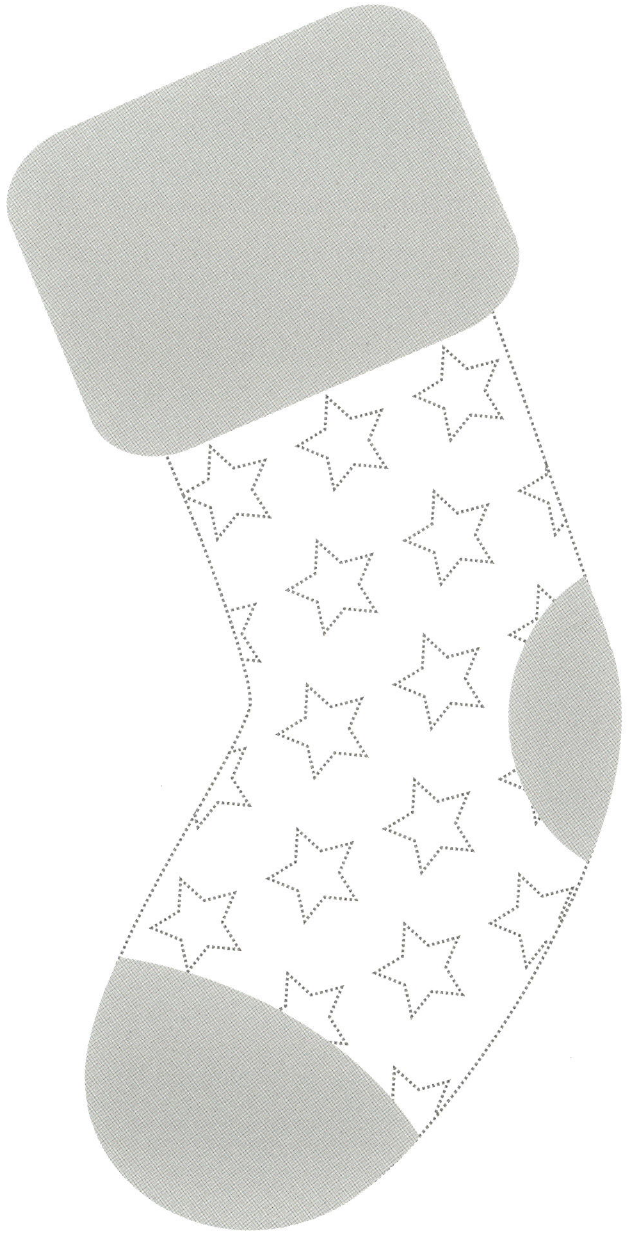

87
관계 있는 것끼리 연결하기

날짜: 년   월   일   요일   이름:

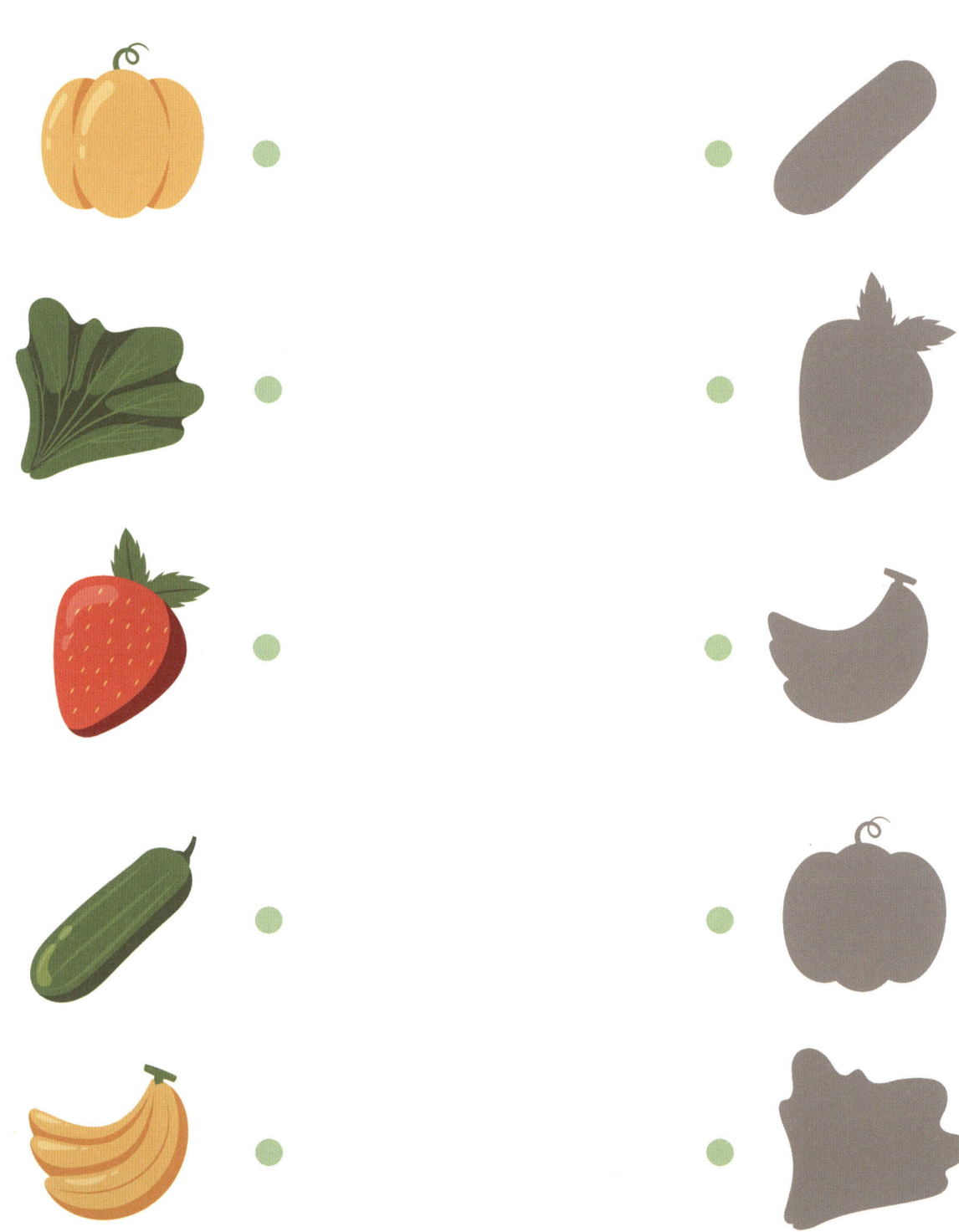

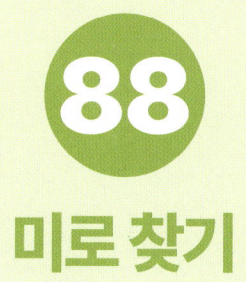

미로 찾기

날짜:　　　　년　　월　　일　요일　　　이름:

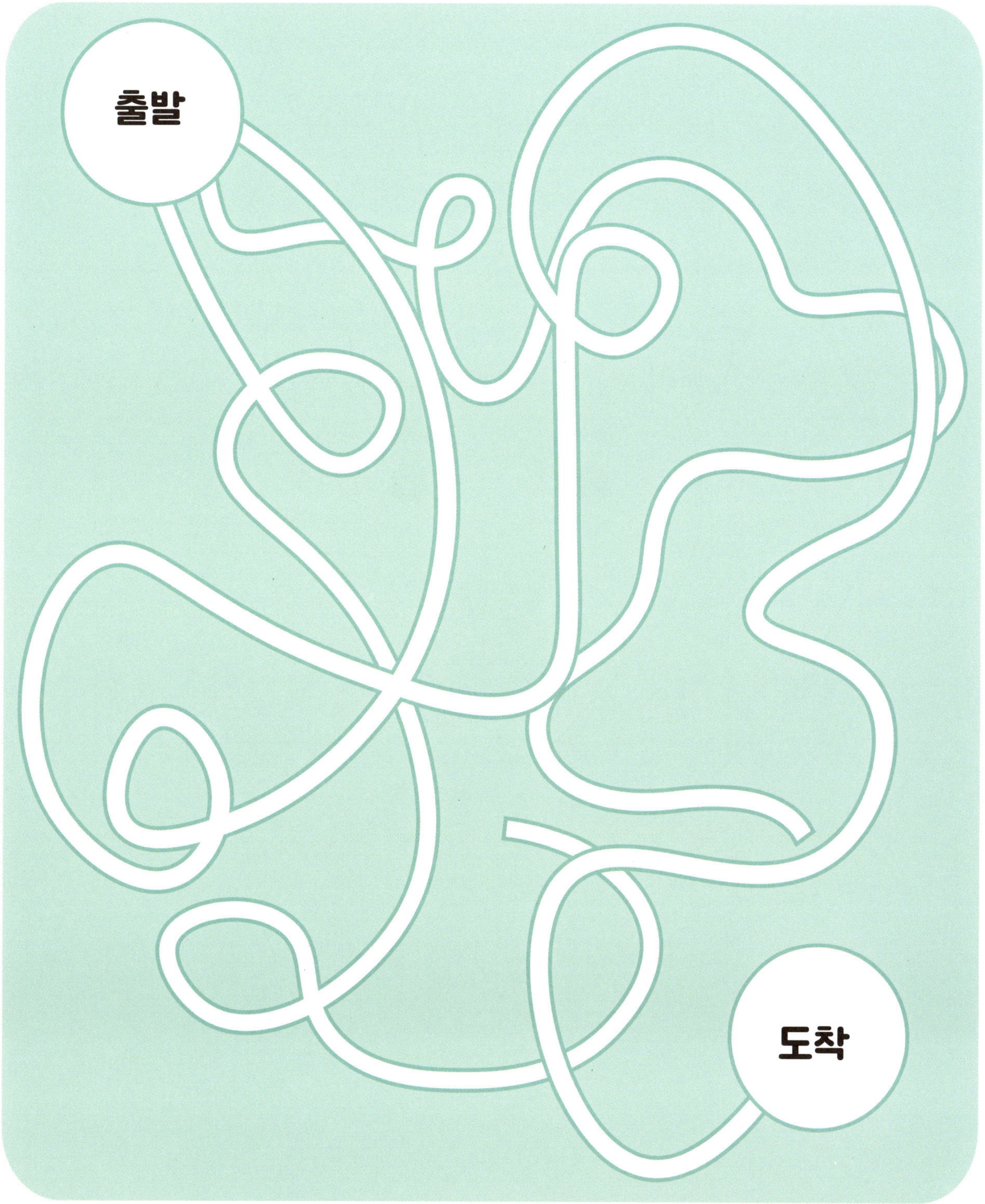

출발

도착

89

대칭 그림 완성하기

날짜: 년   월   일   요일   이름:

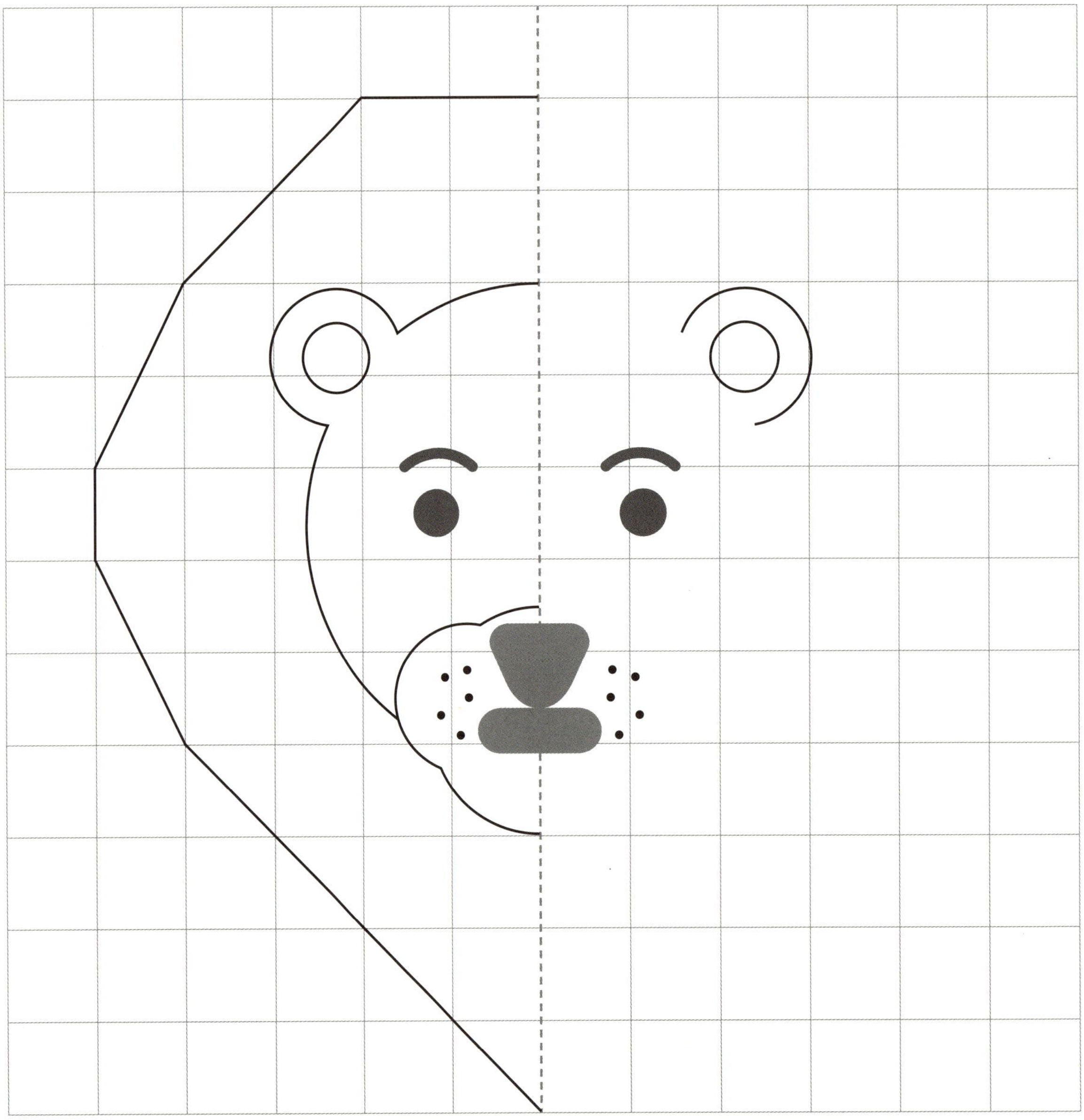

다른 그림 5개 찾기

날짜: 년 월 일 요일 **이름:**

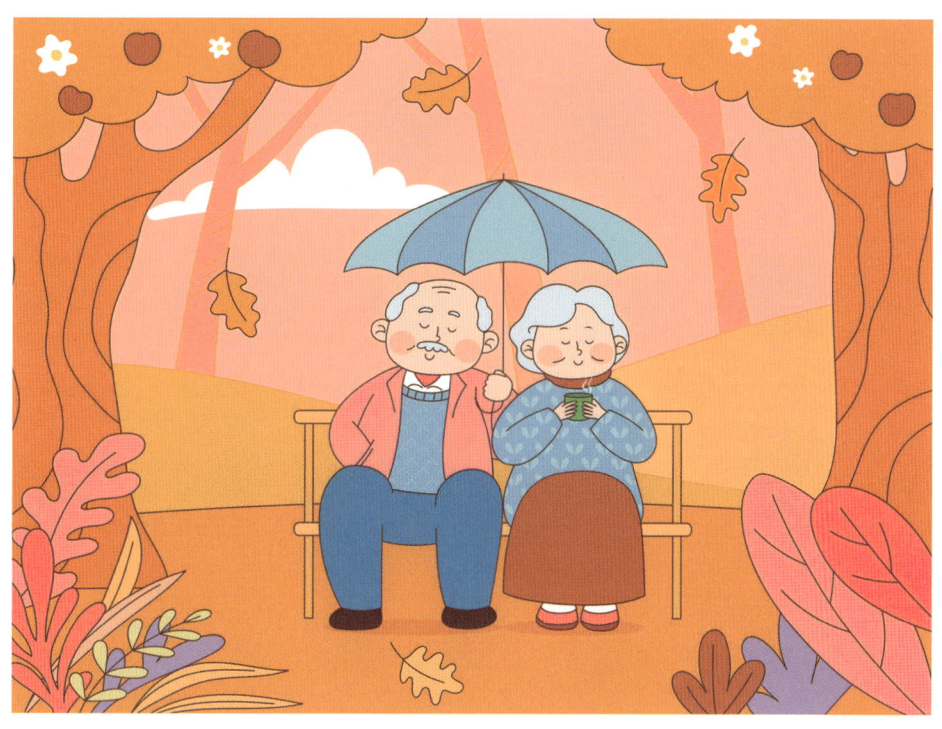

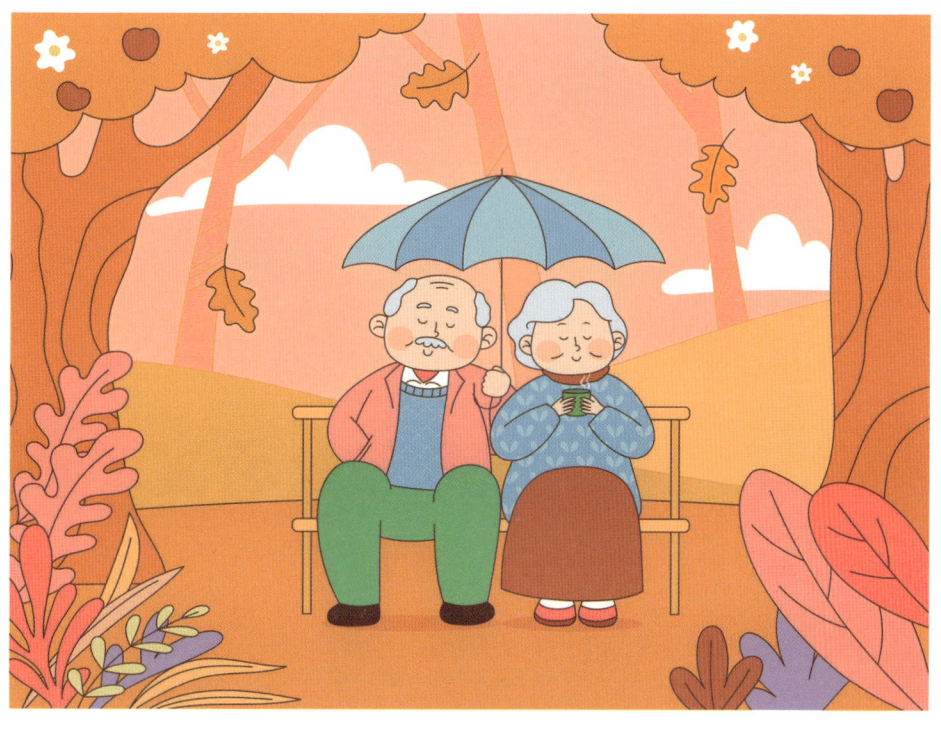

91

점선 따라 선 긋기

날짜: 년 월 일 요일   이름:

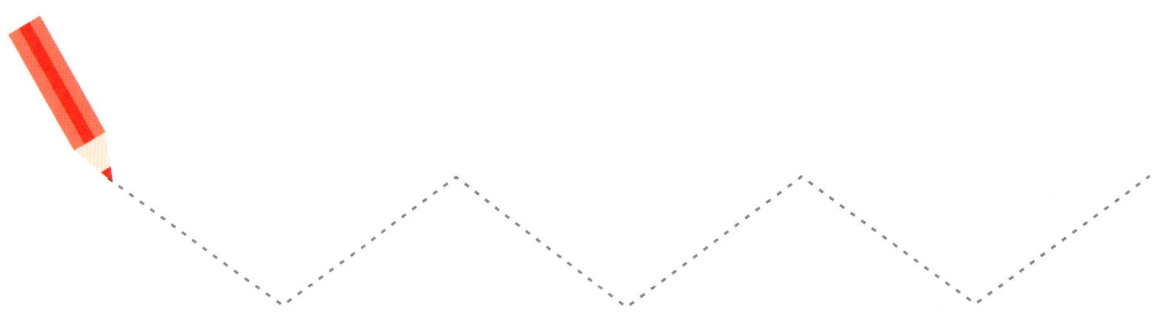

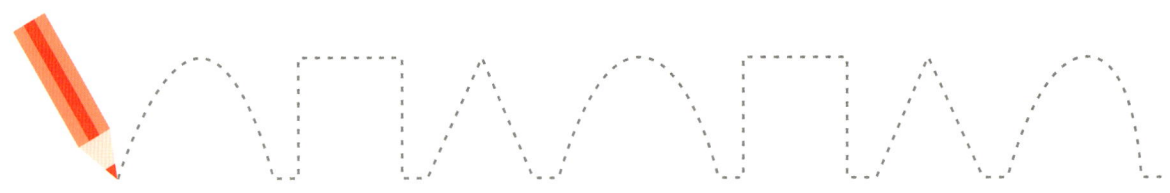

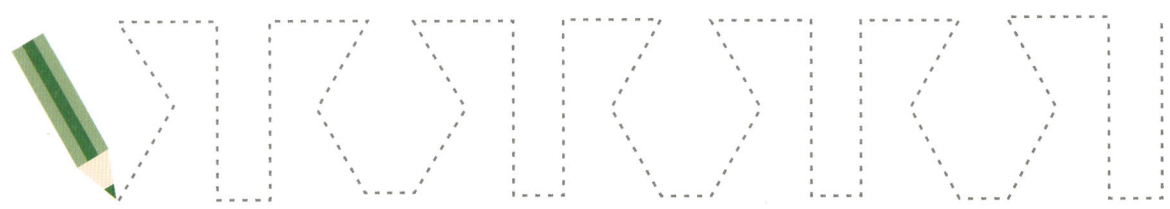

조건에 맞는 도형 색칠하기

날짜:　　　년　월　일　요일　　이름:

보기

별 | 빨간색

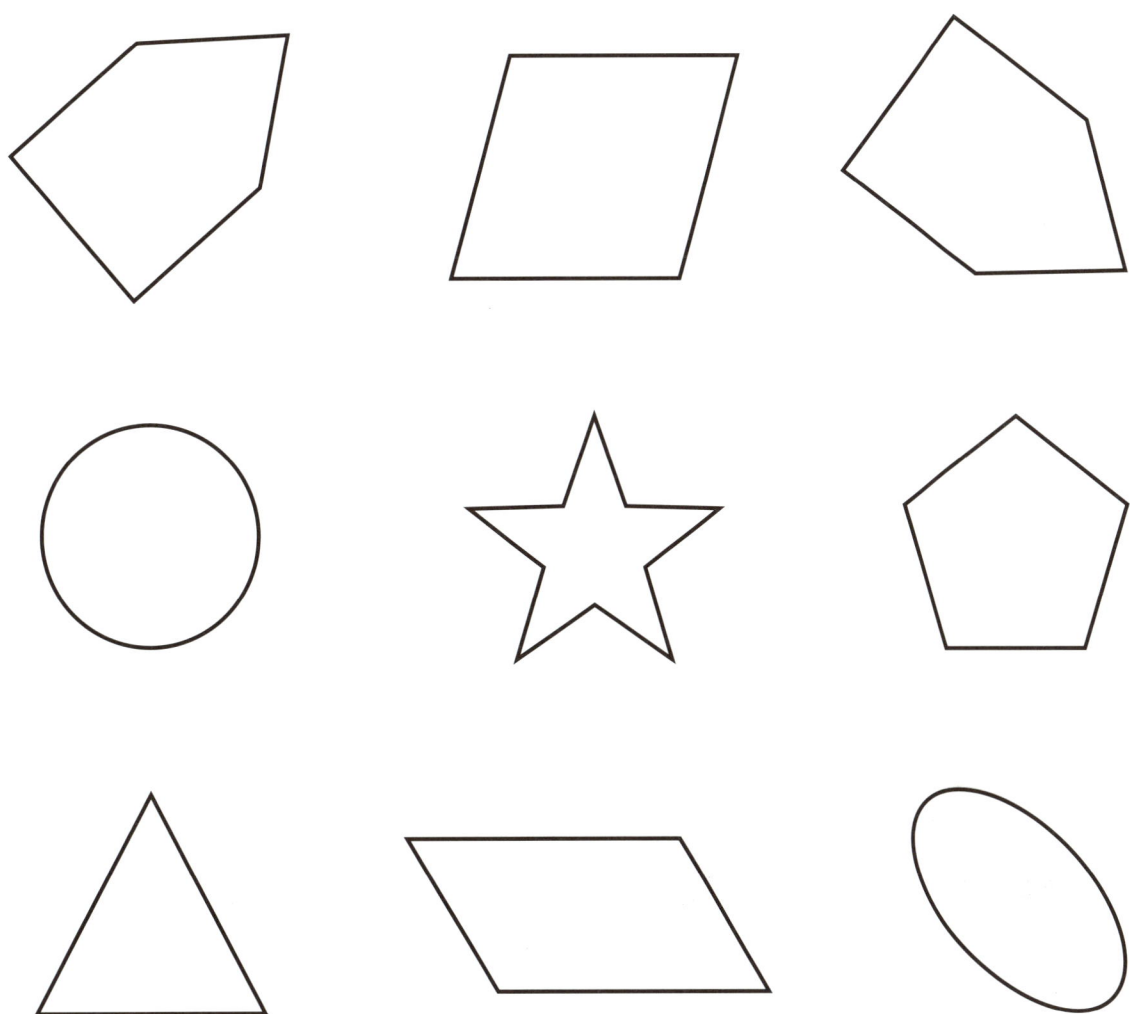

3개 연속 같은 그림 묶기

날짜:　　　년　월　일　요일　　　이름:

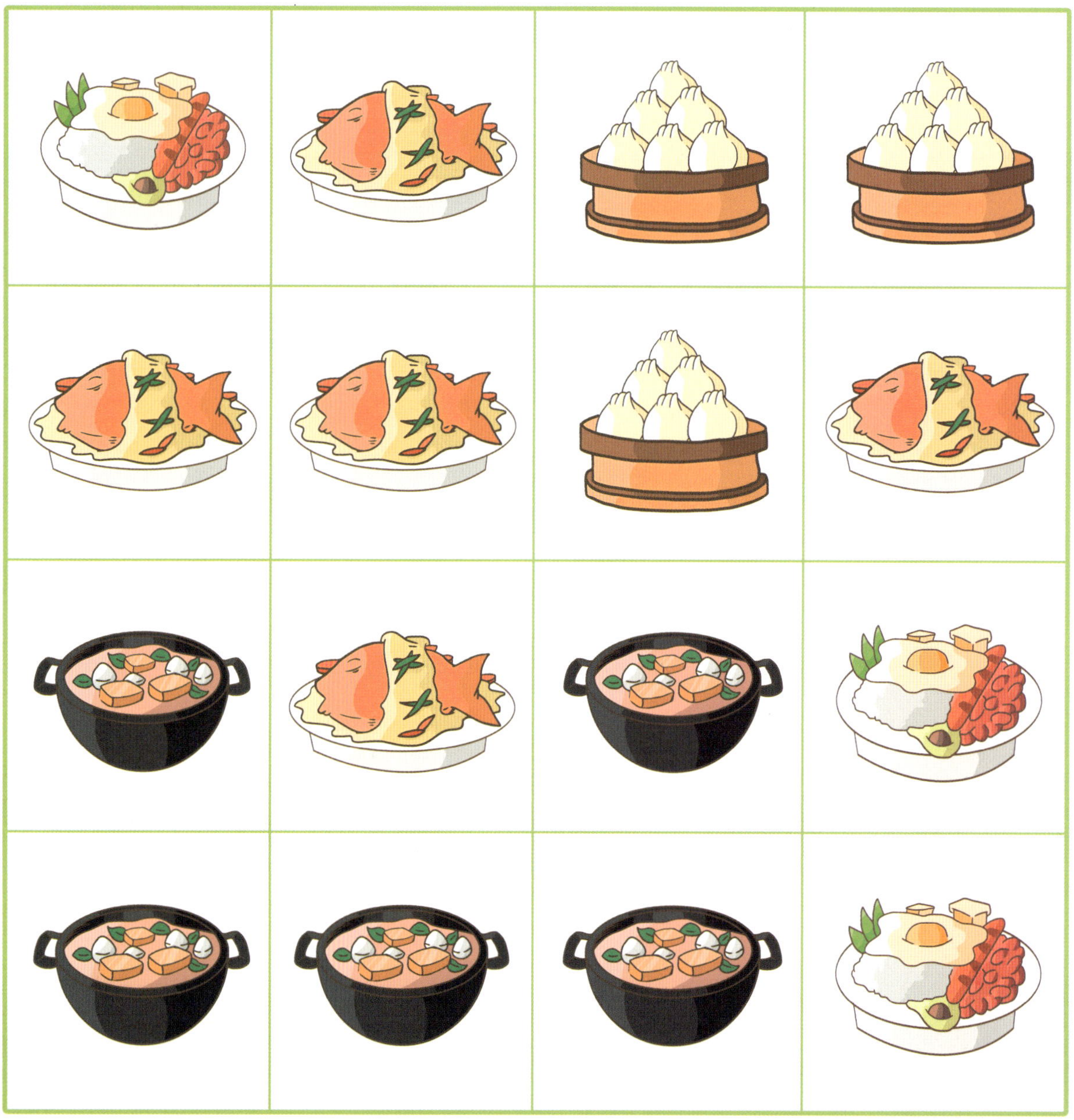

국기 칠하고 나라 이름 쓰기

날짜: 년   월   일   요일   이름:

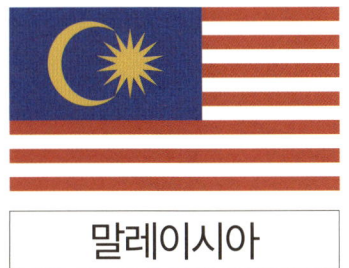

말레이시아

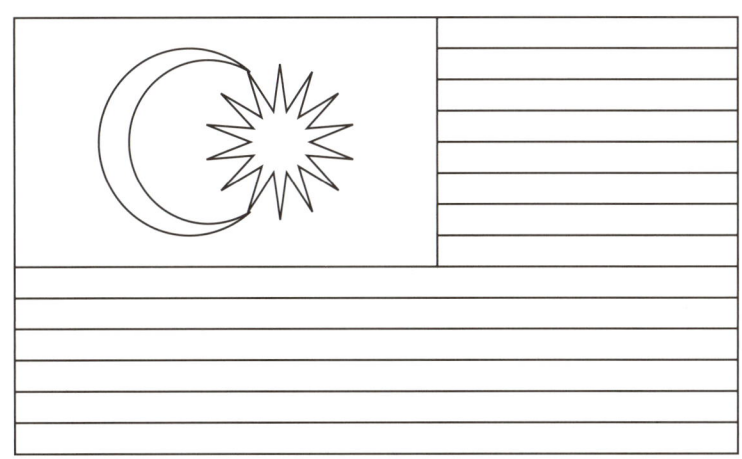

말 레 이 시 아

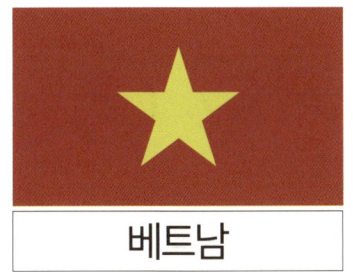

베트남

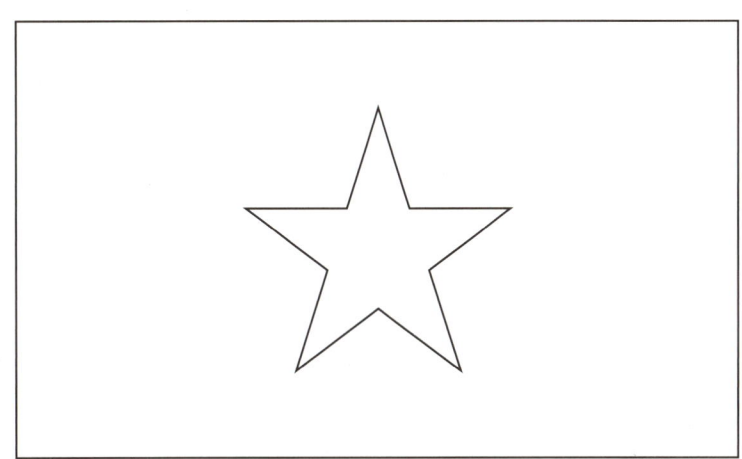

베 트 남

95
그림 개수 세기

날짜: 　년　월　일　요일　　이름:

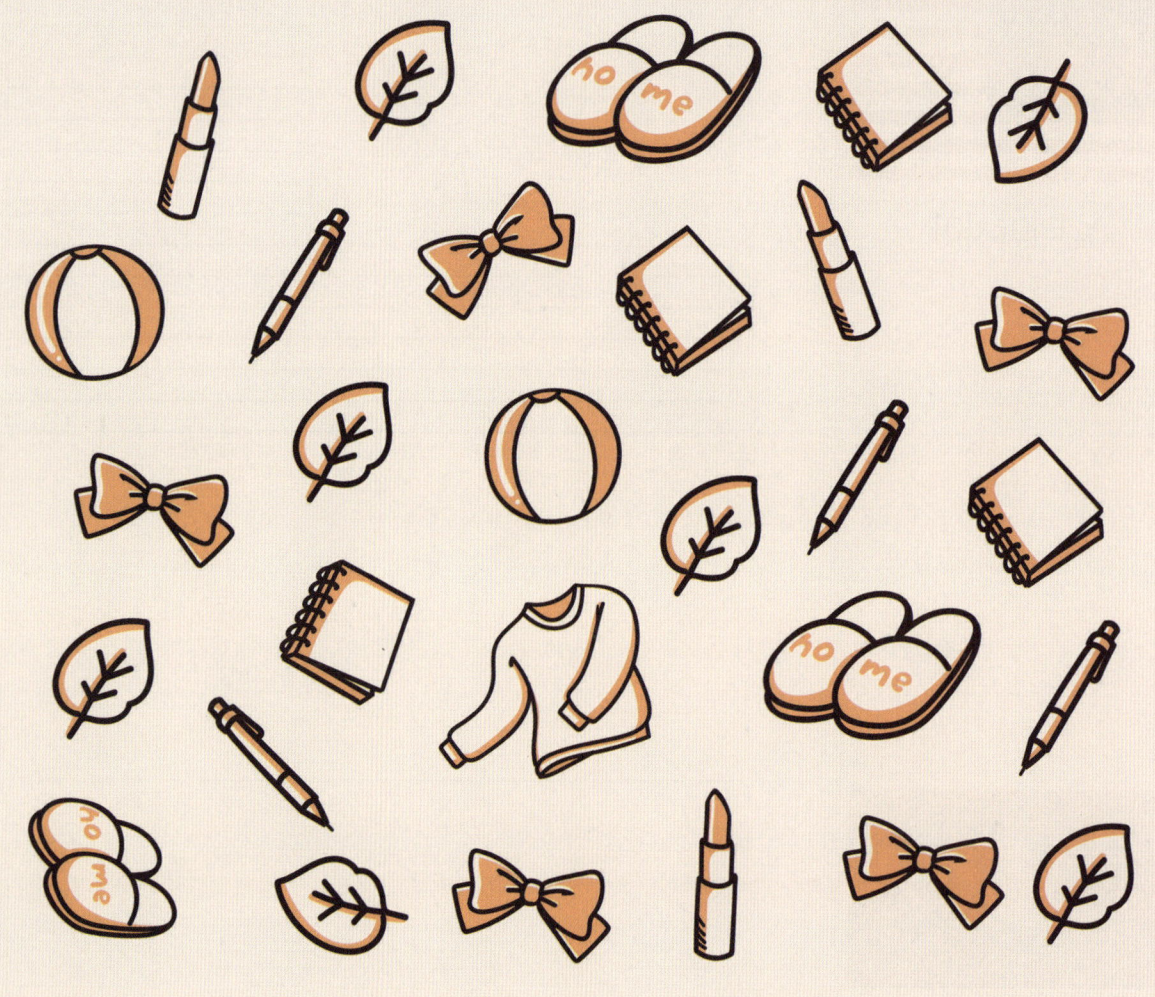

96

점선 따라 그리고 색칠하기

날짜: 년 월 일 요일 이름:

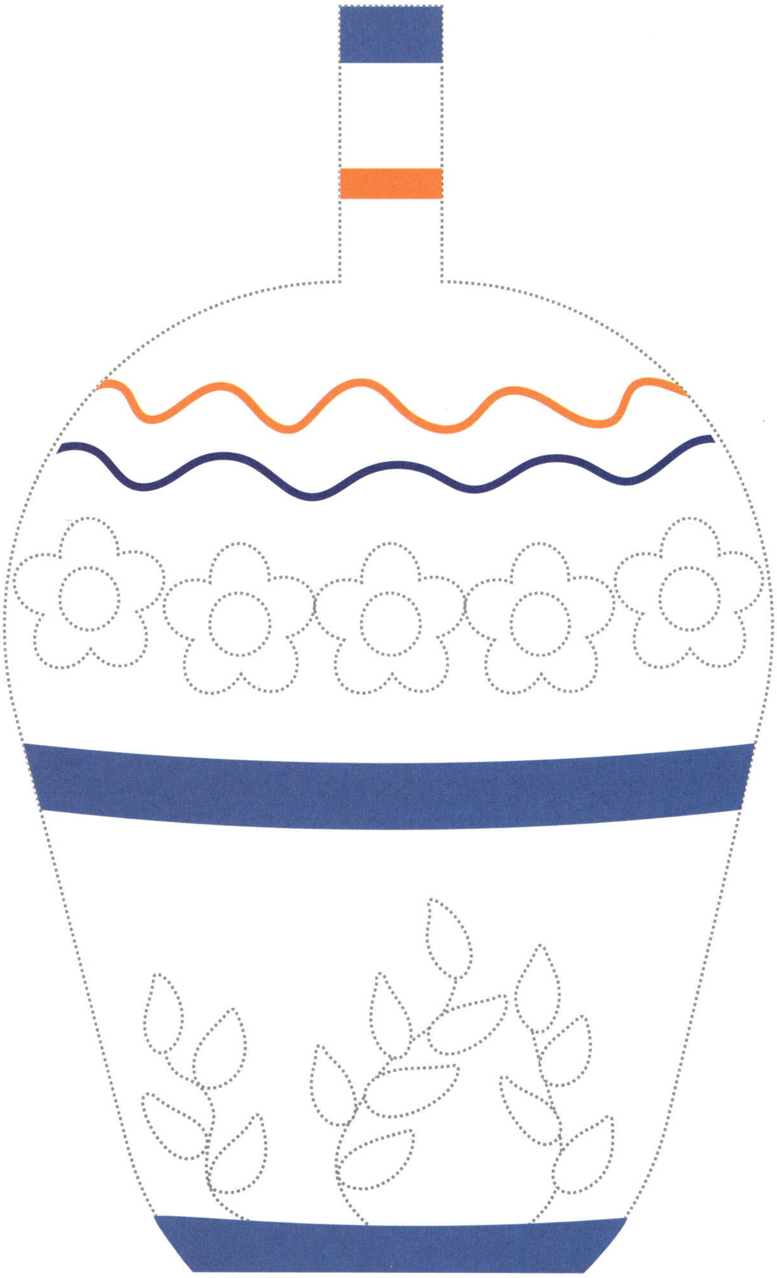

97

관계 있는 것끼리 연결하기

날짜: 년 월 일 요일 이름:

- 3 + 2
- 3 + 5
- 4 + 2
- 1 + 4
- 2 + 5
- 1 + 3

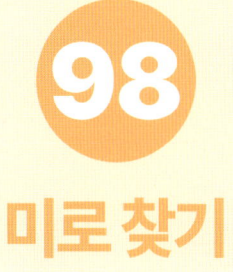

미로 찾기

날짜: 년   월   일   요일   이름:

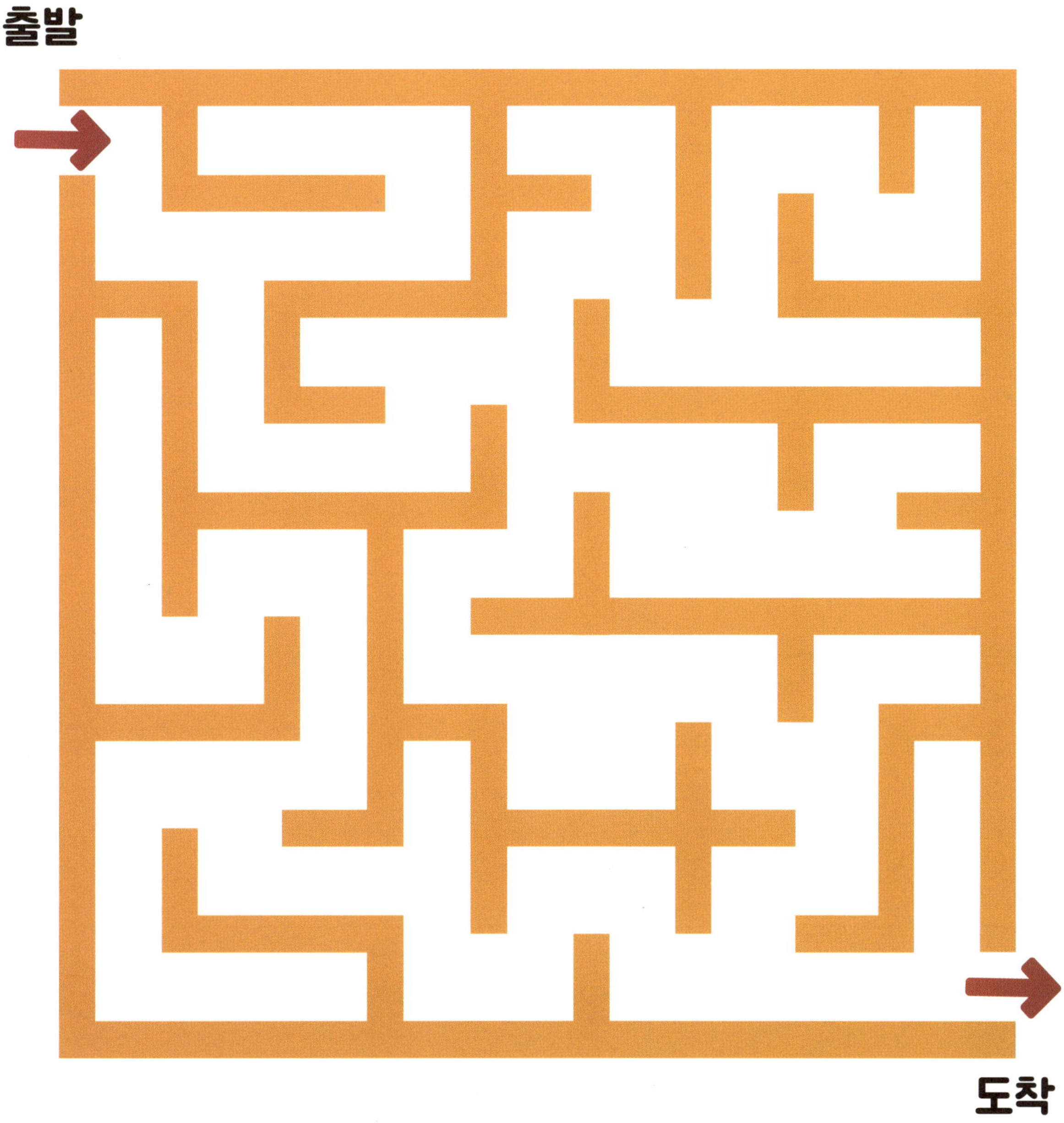

출발

도착

대칭 그림 완성하기

날짜: 년   월   일   요일   이름:

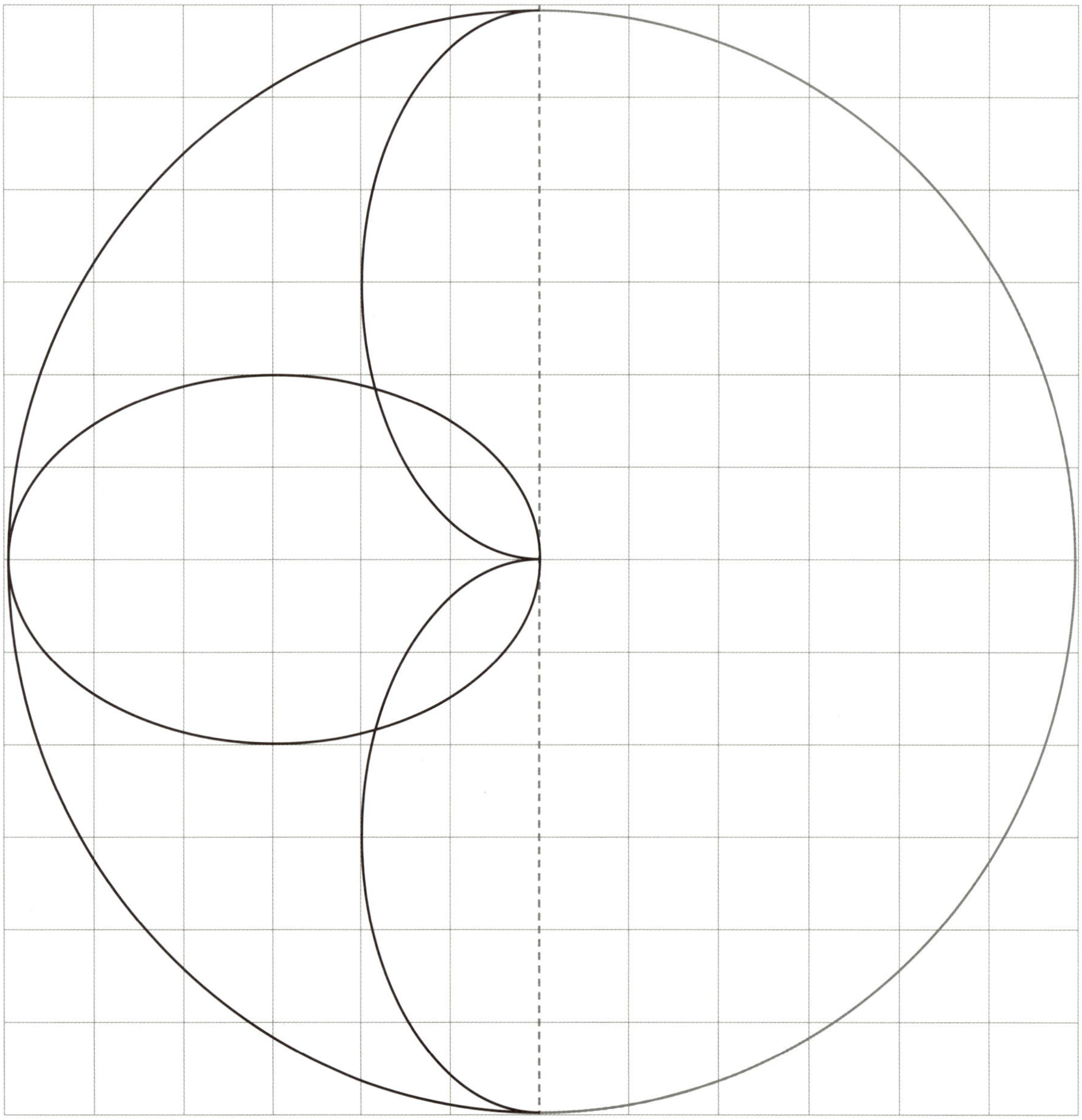

다른 그림 5개 찾기

날짜: 년 월 일 요일   **이름:**

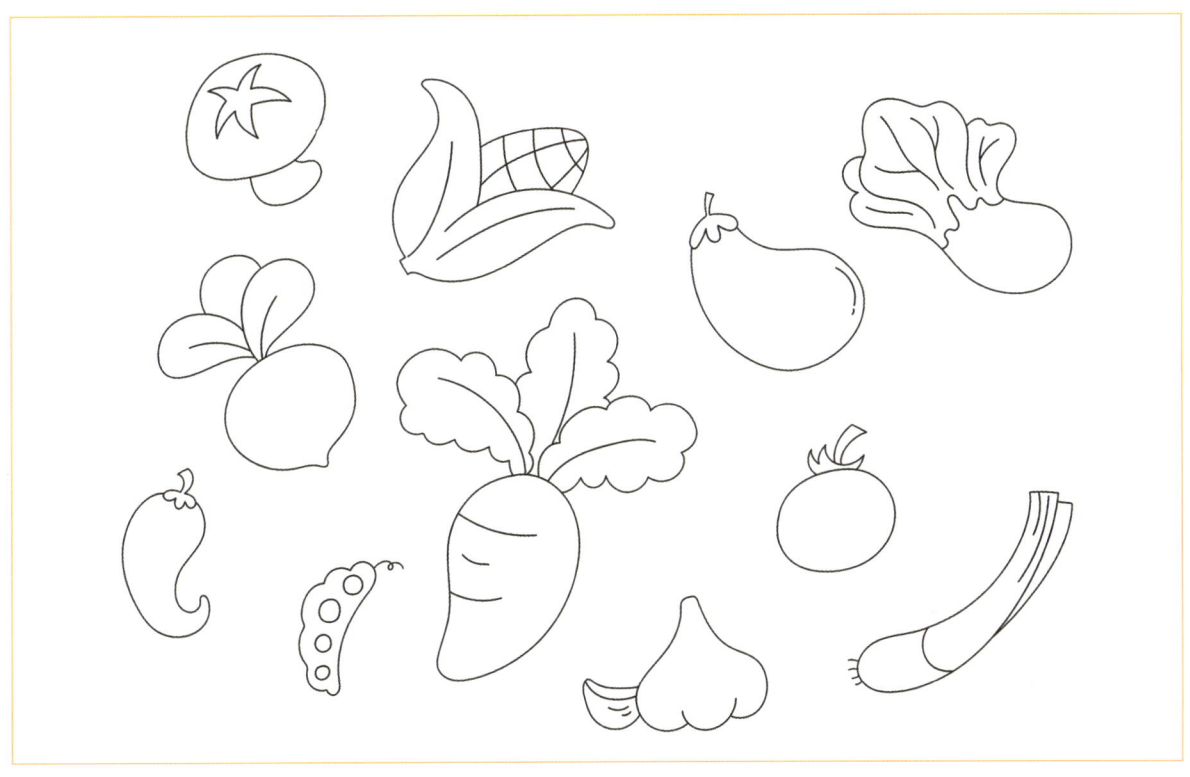

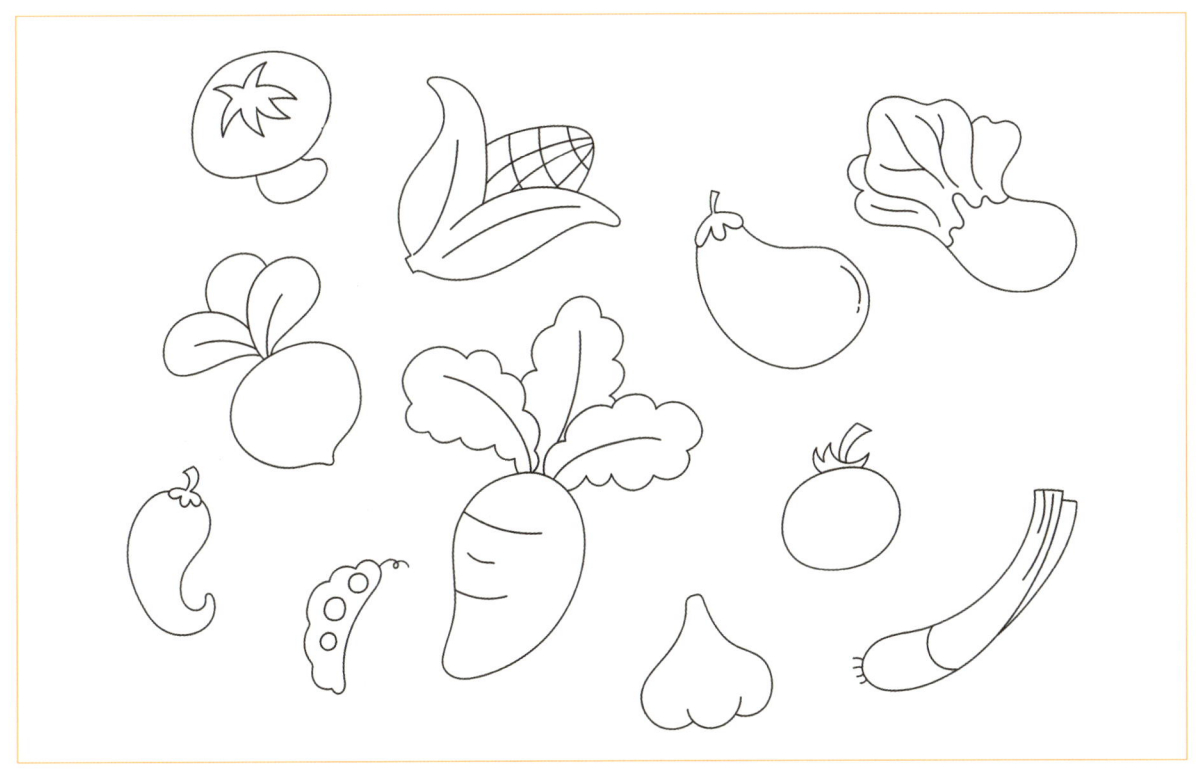

정답

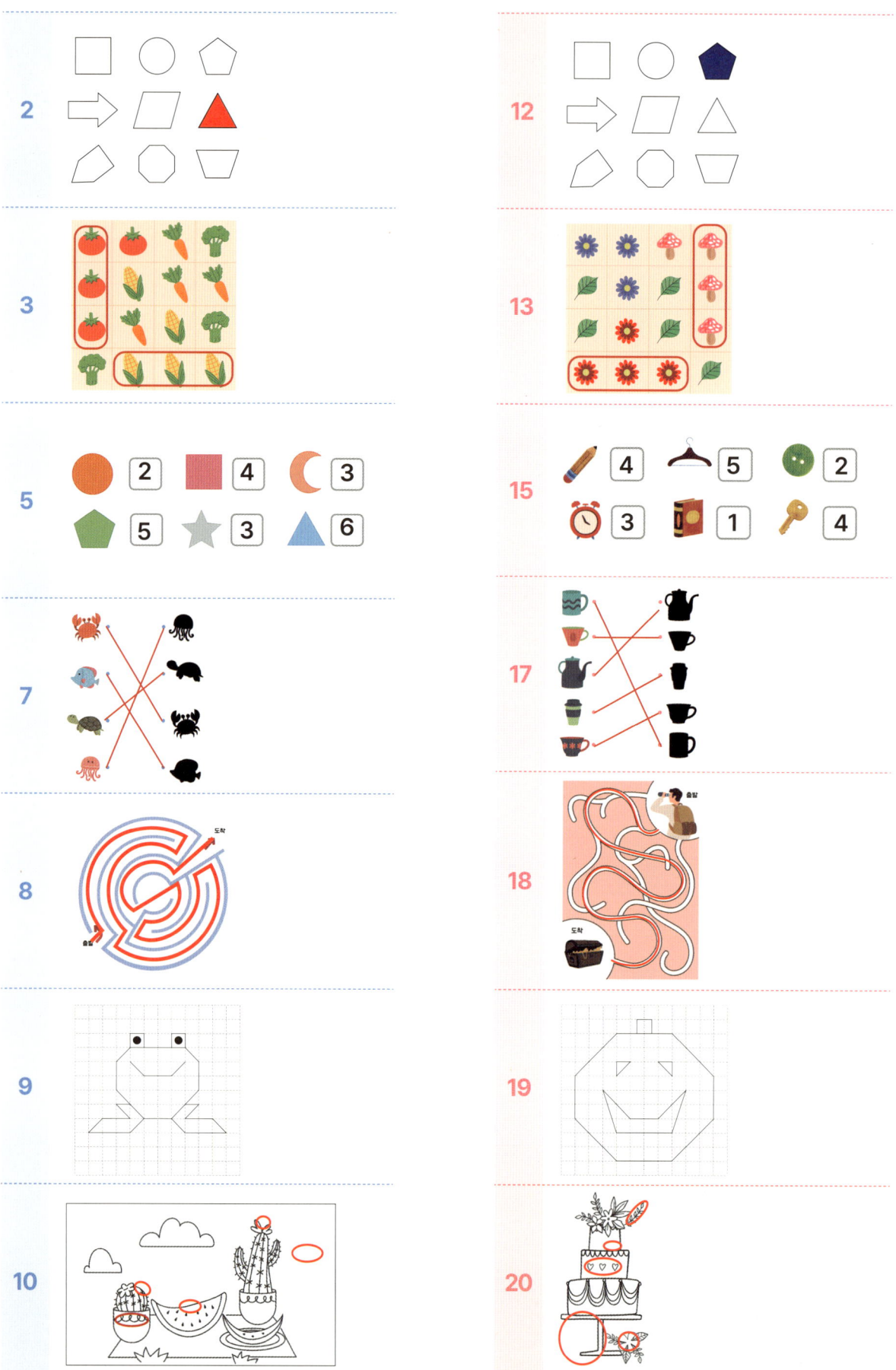

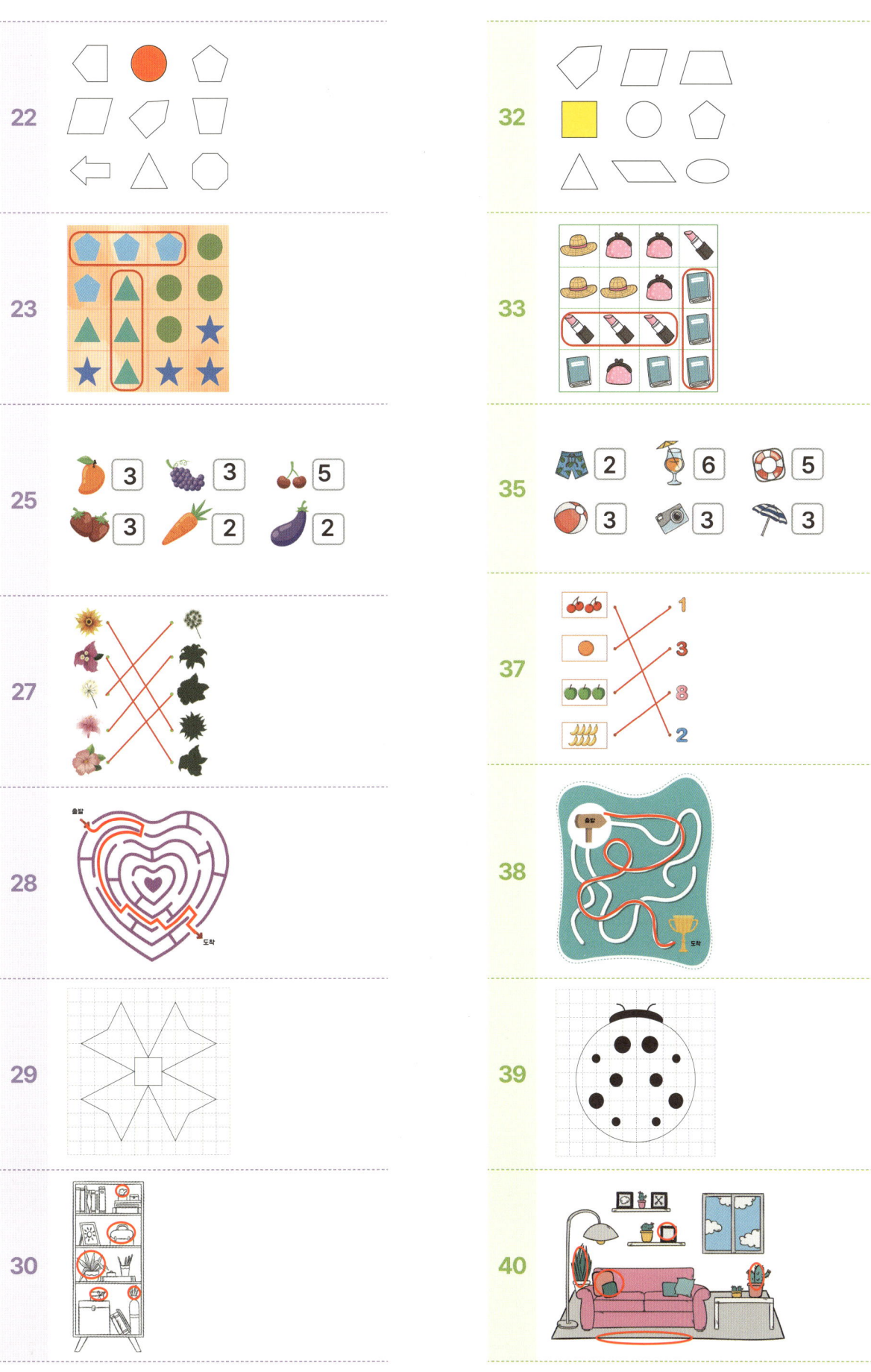

정답

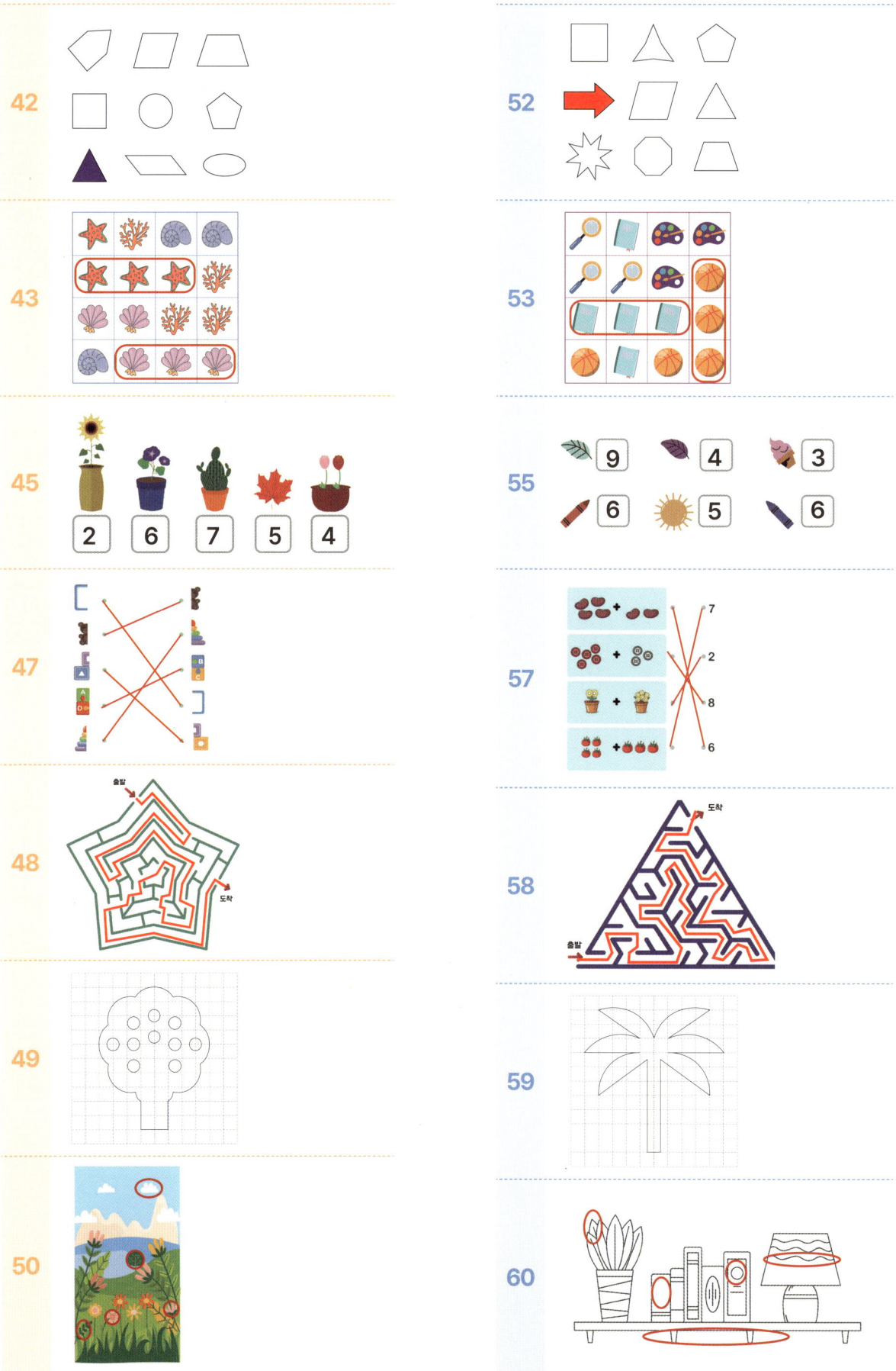

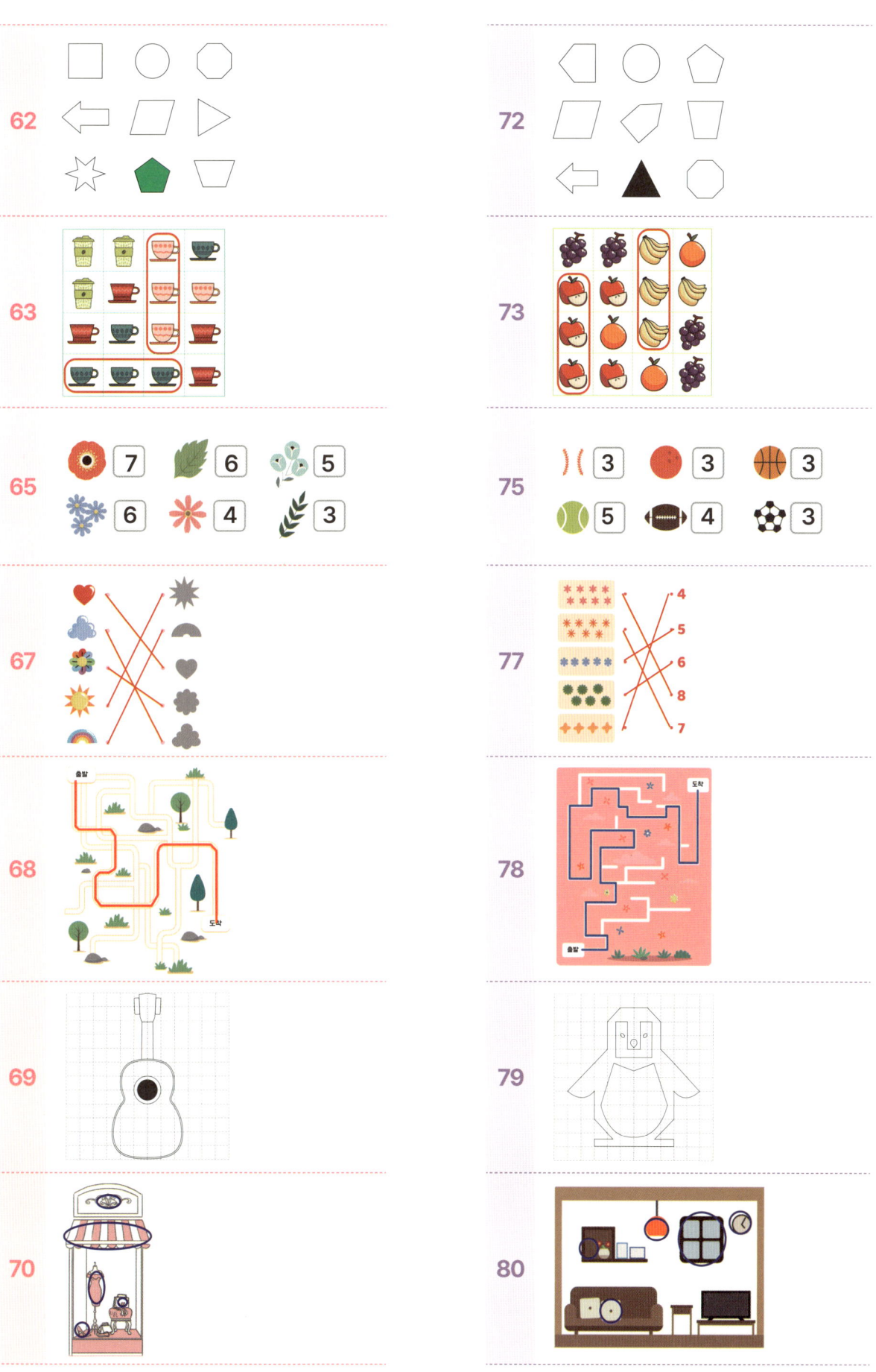

정답

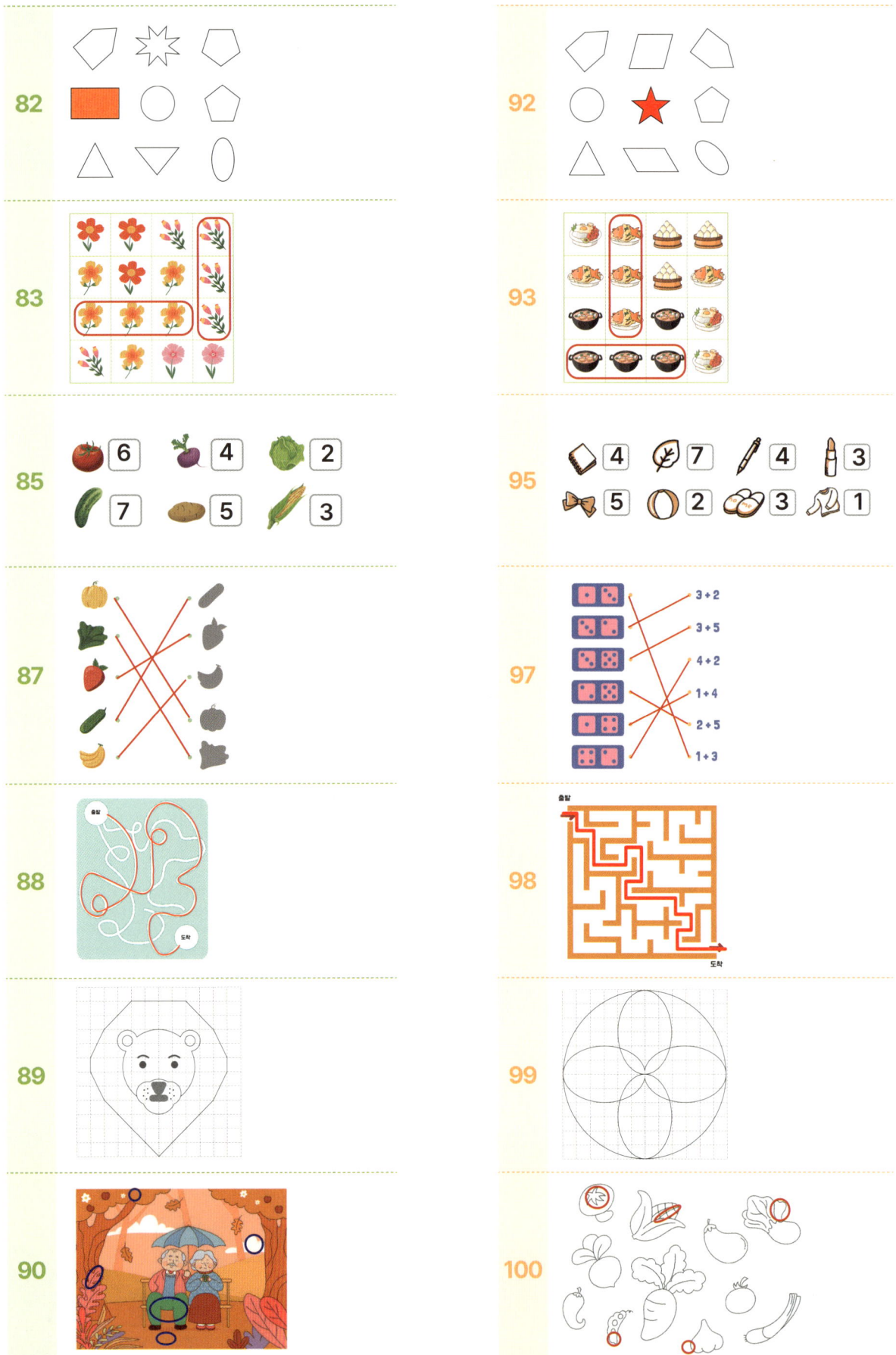

사용 그림　　내지 · 표지 Designed/Image by freepik, 정위현

백 세까지 건강한 뇌, 백 문제로 치매 예방
100세 100문 인지 강화 두뇌 활동북

1판 2쇄 펴냄 2025년 8월 20일

지은이 WG Contents Group

펴낸곳 ㈜북핀
등록 제2021-000086호(2021. 11. 9)
주소 경기도 부천시 조마루로385번길 92
전화 032-240-6110 / **팩스** 02-6969-9737

ISBN 979-11-91443-30-1 13690
값 12,000원

이 책은 저작권법에 따라 보호받는 저작물이므로 무단전재와 무단복제를 금합니다.
파본이나 잘못 만들어진 책은 구입하신 서점에서 바꾸어 드립니다.
Copyright © 2025 by WG Contents Group
All rights reserved. No part of this publication may be reproduced, stored in a retrieval system, or transmitted in any form or by any means, without the prior written permission of the publishers.